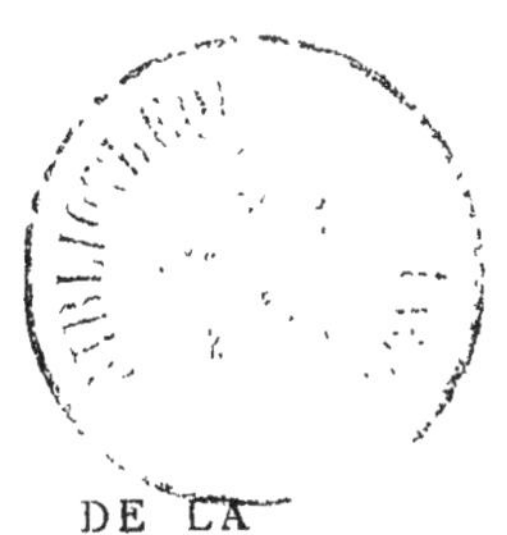

SUDATION

HYGIÈNE ET THÉRAPEUTIQUE

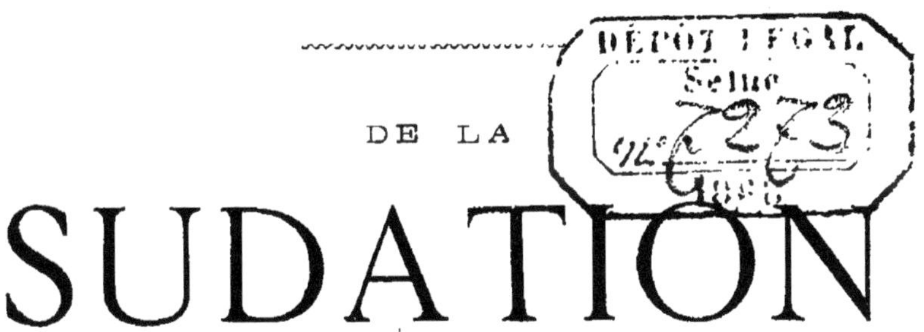

DE LA

SUDATION

Au point de vue Hygiénique et Thérapeutique

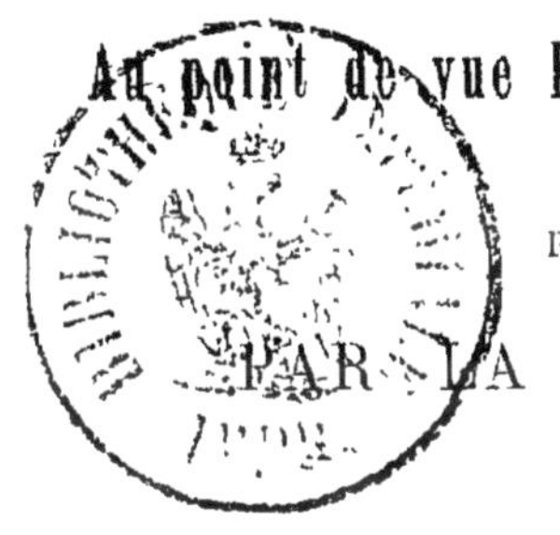

PROVOQUÉE

PAR LA VAPEUR D'EAU

AU MOYEN

D'UN NOUVEL APPAREIL VAPORIFÈRE PORTATIF

Par le Dr L. LEFEBVRE

PARIS

ADRIEN DELAHAYE

LIBRAIRE-ÉDITEUR

Place de l'École-de-Médecine

1868

HYGIÈNE ET THÉRAPEUTIQUE

DE LA SUDATION

AU POINT DE VUE HYGIÉNIQUE ET THÉRAPEUTIQUE

PROVOQUÉE PAR LA VAPEUR D'EAU

Au moyen

D'UN NOUVEL APPAREIL VAPORIFÈRE PORTATIF

INTRODUCTION

Dans deux brochures successives publiées en Amérique (1), où j'ai exercé la médecine pendant vingt-cinq ans, j'ai déjà dit par quel concours de circonstances j'avais été amené à faire construire, sur mes indications, l'*appareil vaporifère* que je soumets aujourd'hui, perfectionné, à la savante appréciation des médecins français. Je n'ai pas l'intention de

---

(1) *Of Venereal diseases treated by the sudation.* New-Orléans, 1859.

Aparato vaporifero. Metodo que, para usarlo, han de emplear los medicos, etc. Havana, 1861.

reprendre *ab ovo* cet historique, je veux, en quelques mots, indiquer seulement la filiation des idées qui ont présidé à l'invention et au perfectionnement de l'appareil.

Comme beaucoup de mes confrères, j'avais souvent regretté, dans ma pratique, de ne pouvoir recourir aux bains de vapeur à domicile, dans un pays surtout où il est fréquemment indiqué de provoquer la sudation. On sait, en effet, que les climats les plus chauds sont généralement les plus exposés aux changements brusques de la température, et que cette inconstance dans les oscillations thermométriques rend très-fréquente la longue série des affections tétaniques, arthritiques et rhumatismales.

Abstraction faite de toute théorie, l'expérience a prouvé à tous les médecins qui exercent dans les pays chauds que la sudation est le moyen thérapeutique le plus efficace pour *juguler*, dans le sens rigoureux du mot, les maladies aiguës, déterminées par le passage brusque du chaud au froid.

Les paysans de nos campagnes n'ignorent pas que l'affection qu'ils désignent vulgairement sous le nom de chaud et froid, de points de côté (pneumonie, pleurésie), peut avorter sous l'influence d'une abondante transpiration.

L'efficacité de la sudation est un fait de notoriété publique, elle est affirmée par l'observation clinique et l'expérimentation physiologique. Cependant nous sommes obligés de convenir que les moyens pratiques de l'exciter rapidement et énergiquement ne sont pas toujours à la disposition du médecin.

La matière médicale, en effet, et cela de l'avis des meilleurs observateurs, ne possède pas de *sudorifiques* dont l'administration interne détermine, d'une manière constante et sûre, une abondante transpiration. Aussi, toutes les fois que la sudation est manifestement indiquée, le médecin qui veut remplir consciencieusement cette indication provoque la diaphorèse par des moyens externes, tels que l'enveloppement dans des tissus, mauvais conducteurs du calorique, l'étuve sèche, le bain de vapeur, etc.

Décidé à ne jamais me priver des avantages de la sudation, qui, dans le milieu où j'observais, me paraissait être le plus puissant levier thérapeutique, je fis une étude sérieuse des divers moyens propres à l'obtenir. Des considérations *physico-biologiques*, sur lesquelles je reviendrai plus tard, ne tardèrent pas à me convaincre que la vapeur d'eau était le seul moyen pratique de produire des sueurs plus ou moins abondantes, tout en répondant à tous les besoins de l'hygiène et de la thérapeutique.

J'eus d'abord recours aux divers appareils destinés à faire prendre des bains de vapeur à domicile. L'usage de ces appareils semblait combler, en effet, une grande lacune en thérapeutique. Tous les malades ne peuvent pas se rendre aux établissements de bains, pour des raisons faciles à comprendre. De plus, ces établissements, encore trop peu nombreux dans les grands centres de population, manquent dans les petites localités, et surtout dans les campagnes.

Les appareils portatifs destinés à faire prendre des bains de vapeur à domicile devaient, incontestablement, obtenir un grand succès. Malheureusement, tous ceux que j'eus à ma disposition étaient loin de remplir les conditions qui devaient en faire d'utiles auxiliaires. Après de nombreuses tentatives, je fus obligé de reconnaître, non-seulement leur insuffisance, mais, ce qui est pire, leurs dangers. Aucune inspiration scientifique, du reste, n'avait présidé à leur construction; aussi les uns produisaient plus de gaz irrespirables que de vapeur d'eau; tous, sans exception, projetaient autour des malades de la vapeur *insuffisamment chauffée, mal divisée, mal distribuée*, d'où résultait forcément une répartition inégale de la chaleur, et une condensation considérable de la vapeur qui inondait le lit et ne produisait sur le tégument externe aucun des effets de la *vapeur proprement dite*. Ces mêmes inconvénients, du reste, nous les retrouverons dans les étuves de nos établissements. L'art des bains, des bains de vapeur surtout, est resté dans une inconcevable infériorité dont aurait dû le faire sortir les progrès de la physiologie. Il en a été des bains comme de toutes les exploitations relatives à l'hygiène : elles ont toujours manqué le but principal, tant qu'elles n'ont pas été conduites par des hommes spéciaux, capables d'apprécier les effets produits dans leurs moindres détails.

Pour obtenir les effets physiologiques du bain de vapeur, il ne suffit pas, comme pourrait le croire un entrepreneur de constructions, de projeter autour des baigneurs réunis dans une salle bien close un volume plus ou moins considérable de vapeur d'eau, il faut, de plus, que cette vapeur, en arrivant au contact de la peau, ait certaines qualités physiques qui augmenteront à la fois la sécrétion et l'absorption de ce vaste appareil. Or, je puis affimer que ce résultat n'est jamais convenablement obtenu dans les bains de vapeur employés habituellement, parce qu'aucun physiologiste n'a cherché à étudier, d'une part, les différentes propriétés que peut acquérir la vapeur, suivant son mode de génération, et, d'autre part, les effets de cette *vapeur* et de sa *tension* sur les surfaces exhalantes et absorbantes. Voilà les principes sur lesquels il convenait de baser la construction d'un *appareil vaporifère* remplissant toutes les indications physiologiques.

Cette entreprise ne pouvait être tentée que par un médecin ; je résolus d'y consacrer quelques loisirs. Comme cela arrive pour toutes les inventions, des essais, d'abord modestes, me poussèrent progressivement à des essais plus onéreux, et enfin aux plus grands sacrifices. Je fis une étude pratique et en quelque sorte physiologique de la vapeur d'eau, et je parvins à résoudre, par la construction de mon appareil, le problème, incontestablement difficile, du bain dans

la vapeur qui ne se condense pas, c'est-à-dire dans
la vapeur qui s'accumule comme un gaz, sans mouiller le lit, avec la possibilité de graduer en même
temps sa tension et sa température. Ce résultat parut
tellement nouveau, cette manière d'interpréter le
bain de vapeur était si bien inédite, que j'eus quelque peine à faire comprendre le but physiologique
et le fonctionnement physique de mon appareil.

Après avoir obtenu moi-même des résultats pratiques qui ne me laissaient aucun doute sur l'utilité de
mon invention, je les soumis à l'appréciation de mes
confrères du nouveau monde. Je reçus de toutes
parts de nombreux témoignages de satifaction. Des
expériences faites avec soin et suivies avec intérêt par
les médecins les plus distingués, à l'hôpital de Cha-
rité de la Nouvelle-Orléans et à l'hôpital militaire de
la Havane, furent, de la part des professeurs et des
chefs de services, l'objet de comptes rendus et de
rapports très-favorables. Je puis affirmer que tous
les praticiens, sans *exception*, ont spontanément
manifesté leur admiration, et reconnu qu'il n'existe
aucune similitude de disposition et d'effet entre mon
appareil et toutes les inventions de même nature qui
l'ont précédé. Ils ont tous été unanimes pour déclarer que grâce à son usage, les bains de vapeur ne
tarderaient pas à se généraliser non-seulement dans
les familles et les campagnes, constamment dépour-
vues d'établissements de bains, mais encore dans les
camps, les ambulances, les vaisseaux de long cours,

et que le même système ne manquerait pas de prévaloir dans tous les établissements spéciaux.

Cette prophétie fut prompte à s'accomplir ; en peu de temps l'appareil fut vulgarisé aux États-Unis et à l'île de Cuba, où il est devenu usuel dans les plantations et dans les maisons particulières. Comme les médecins, les gens du monde comprirent bientôt que les douches et les bains de vapeur que l'on peut si facilement prendre à domicile à toute heure, dans son lit, sans être exposé à la moindre secousse, au plus léger mouvement, sans jamais subir l'impression du froid dans aucun temps de l'opération, offraient des avantages précieux qu'on n'avait jamais eu l'idée de demander aux bains de vapeur ordinaires. Ces simples observations suffirent pour vulgariser l'usage de l'appareil vaporifère ; mais ce n'était pas là le but principal de mon travail. Les problèmes physiques et mécaniques étant résolus, je songeais à faire une étude clinique aussi complète que possible de la sudation. Le champ de mon observation était vaste. Indépendamment des maladies ordinaires qu'on observe dans tous les pays, j'eus plusieurs fois à combattre des épidémies meurtrières de choléra et de fièvre jaune. Si je ne craignais que le lecteur ne vît dans mes affirmations l'effet naturel de la partialité de l'inventeur, je me permettrais de qualifier de merveilleux les résultats cent fois obtenus dans la période prodromique de ces deux fléaux. Abstraction faite de toute idée systématique, je puis affirmer, après une longue et consciencieuse observation clinique, qu'aucun moyen thérapeutique ne peut remplacer l'action continue de la vapeur *sèche*, quand il s'agit de *réchauffer* l'économie, de faire cesser les spasmes, de rétablir la circulation périphérique, de *dépurer* le sang par le vaste émonctoire cutané.

Si l'on veut réfléchir aux cas nombreux où ces indications sont impérieusement demandées, sans que les ressources ordinaires de la thérapeutique puissent les réaliser, on comprendra de quelle utilité peut être un appareil qui, sans fatiguer le malade, sans qu'il soit nécessaire de le remuer dans son lit, le tienne constamment et aussi longtemps qu'on le désire, enveloppé dans une atmosphère de vapeur qui ne le mouille pas, qui le laisse soumis à une température, et à une pression qu'un thermomètre et un manomètre permettent de graduer à volonté.

Toutes ces indications, qui remplacent avantageusement les frictions, les lotions, le massage, sont remplies par un seul moyen, qui ne les exclut pas, car on peut frictionner et masser le baigneur sans le découvrir. Ajoutez à cela que sous l'influence de la vapeur ainsi distribuée, on fait absorber, avec une grande facilité par la peau, les substances solubles, et par la muqueuse respiratoire les substances volatiles.

J'ai résolu définitivement le problème si souvent discuté de l'introduction des médicaments par la peau; mais, résultat plus imprévu, une longue pratique de la sudation érigée en méthode thérapeutique, m'a progressivement amené à restreindre l'usage des moyens pharmaceutiques.

Les succès incontestables que j'ai obtenus dans le traitement des maladies constitutionnelles, c'est-à-dire des maladies où les remèdes héroïques semblent avoir le plus d'efficacité, ont complétement modifié mes idées classiques sur la spécificité et les spécifiques. J'ai vu avec plaisir, à mon retour en France, que quelques médecins mettaient en doute l'utilité absolue des préparations hydrargyriques et iodées dans le traitement de la syphilis constitutionnelle. Je ne crains pas d'affirmer à mes confrères que la sudation méthodique est le moyen le plus rapide de faire cesser les manifestations morbides, dites spécifiques.

La thérapeutique expérimentale dans laquelle s'est résolûment engagé l'enseignement officiel de l'école de Paris, n'a-t-elle pas prouvé qu'il n'existe pas, à proprement parler, de médicaments spécifiques? que chaque médicament ne guérit que par ses effets physiologiques, qui consistent finalement à modifier la nutrition des éléments anatomiques? Or cette modification de la nutrition se traduit à la fois par l'exagération ou le ralentissement des fonctions, par des phénomènes d'absorption et d'élimination ou de dépuration : ce qui a fait dire avec raison que le plus grand nombre des médicaments agissent en quittant l'organisme, parce qu'ils entraînent avec eux de nombreux produits de décomposition. Il serait difficile de voir dans ces effets le caractère de ce que l'on entend par action spécifique. Il est convenu que le mercure et le copahu, par exemple, produisent leur action sur les syphilides et le psoriasis, en s'éliminant par la peau.

C'est une modification nutritive du tégument externe que l'on chercherait à produire quand on administre ces médicaments. Mais cette modification de la nutrition intime et des fonctions de l'appareil tégumentaire, quel agent thérapeutique pourra la produire avec autant de certitude et de rapidité que la sudation provoquée par la vapeur? Si le bain de vapeur n'a pas joué un plus grand rôle dans le traitement, je ne dirai pas seulement des maladies de la peau liées à un état morbide constitutionnel, mais dans toutes les affections où il est utile de provoquer *des crises* dans le sens éminemment pratique de l'humorisme moderne, cela tient uniquement à ce que le bain de vapeur a été mal étudié par les médecins, mal compris, mal administré, de telle sorte qu'un moyen naturellement bon est souvent devenu nuisible ou au moins inefficace par sa mauvaise application.

Toutes ces considérations et des faits cliniques laborieusement recueillis avec une entière indépendance doctrinale me permirent de croire que j'avais doté la médecine pratique et l'hygiène d'une invention très-utile; je crus de mon devoir de la vulgariser dans mon pays, et je m'adressai pour cela au corps savant chargé de formuler son appréciation sur les innovations médicales. Je lus donc un premier mémoire à l'Académie impériale de médecine en 1863. J'eus le malheur de ne pas être compris : ma présentation fut confondue avec les nombreux moyens de guérir dont est journellement assiégé ce corps savant, et la commission ne fit pas de rapport. Comme je n'avais aucune raison pour me décourager et que mon but était exempt de toute tendance industrielle, je pris à cœur de ne pas laisser une bonne chose tomber dans l'oubli.

Pour établir des titres nationaux à mes prétentions, je sollicitai et j'obtins, après des expériences faites devant le conseil de santé des armées, de Son Excellence le ministre de la guerre, l'autorisation de faire expérimenter mon appareil dans les hôpitaux militaires du Val-de-Grâce, de Vincennes et à l'hôpital impérial des Invalides.

Je lus un second travail à l'Académie dans sa séance du 23 octobre 1866. Une seconde commission, composée de MM. Poiseuille, Larrey et Poggiale, rapporteur, fut chargée d'examiner mon appareil. M. Poggiale lut son rapport dans la séance du 5 mars 1867. Je crois utile d'analyser ici le travail du savant rapporteur, qui, tout en reconnaissant des avantages incontestables à l'appareil, a cru devoir signaler des inconvénients que je m'étais efforcé d'introduire dans sa construction comme étant des qualités de premier ordre.

Je ne doute pas un seul instant que tous mes confrères ne soient de mon avis , lorsqu'ils se seront
pénétrés des détails techniques, qui peuvent échapper à un premier examen; car on ne saurait apprécier dans ces conditions toutes les particularités
d'une invention qui a exigé de la part de l'inventeur,
dix années de tâtonnements et d'études spéciales. Il
faut bien que l'on sache que mon appareil, si simple
qu'il puisse paraître actuellement, offre la solution
difficile d'un assez grand nombre de problèmes de
physique et de mécanique, qui ne frappent pas de
suite l'esprit des savants, même les plus distingués.

Après un court historique des bains de vapeur et
des divers appareils fixes ou portatifs propres à les
administrer, M. Poggiale ajoute :

« M. le docteur Lefebvre, qui considère tous les
» appareils connus comme imparfaits ou insuffi-
» sants, résume ainsi les principaux avantages de
» celui qu'il propose et qui, suivant lui, serait supé-
» rieur à tous les autres :

» 1° Il distribue, dit-il, la chaleur et la vapeur
» avec une égalité et une régularité constantes autour
» du malade ;

» 2° Il remplace l'étuve, puisque la température
» peut être portée jusqu'à 80 degrés, et que la vapeur
» ne se condense pas ;

» 3° Il permet de faire sur toutes les parties du
» corps diverses applications, telles que frictions,

» lotions, douches, etc., sans diminuer l'action du
» bain ;

» 4° Le malade peut lui-même régler à son gré la
» chaleur et la vapeur qu'il reçoit ;

» 5° Il assure l'absorption des médicaments par
» la peau ;

» 6° Le lit du malade n'est jamais mouillé, même
» en prolongeant le bain ;

» 7° A aucun moment de l'opération, le malade
» n'est exposé à se refroidir, et aucune mauvaise
» odeur ne peut offenser ses organes.

» 8° Enfin, ajoute l'auteur, l'application des
» bains n'a rien qui puisse alarmer la pudeur la
» plus délicate. »

Suit la description de l'appareil et de ses usages
divers que l'on lira plus loin.

« On a employé cet appareil, continue M. Poggiale,
» pour combattre diverses affections, et particulière-
» ment le rhumatisme, la goutte et les maladies
» chroniques de la peau. M. Rossignol, médecin en
» chef des Invalides, qui l'a appliqué cent soixante-
» cinq fois, le plus souvent dans des affections rhu-
» matismales et chez des hommes généralement
» avancés en âge, n'a pas eu avec cet appareil des
» résultats plus avantageux que ceux obtenus avec
» les anciens appareils (1).

---

(1) On trouvera, chapitres III et VI, l'explication de cette conclusion que tout observateur attentif pourra juger à l'avenir.

« Lorsque les bains de vapeur sont donnés avec
» les précautions que je viens d'indiquer, on observe
» que, dans les cinq premières minutes, la tempé-
» rature s'élève de 15 à 30 degrés ; de 30 à 40 degrés
» dans les cinq minutes suivantes, et de 40 à 45 au
» bout de quinze minutes. Les malades supportent
» difficilement une température supérieure à 36 ou
» 38 degrés, ainsi que je l'ai constaté moi-même au
» Val-de-Grâce. »

Ici je ferai observer que ce n'est pas la température de 36 à 38 degrés que le malade supporte
difficilement, mais bien la pression de la vapeur qui
s'accumule autour de lui, tout en abandonnant peu
de son calorique, ce qui explique la coïncidence
étrange d'une température de 38 degrés avec une
certaine pression. C'est là précisément un avantage
que possède *seul* mon appareil, avantage qui, comme
nous le verrons, joue un rôle très-important, non-
seulement lorsqu'il s'agit de provoquer la sudation,
mais aussi de faire absorber par la peau les substances médicamenteuses solubles.

« Les effets physiologiques diffèrent peu de ceux
» qu'on observe dans les bains généraux d'étuves.
» La chaleur de la peau, d'abord douce et agréable,
» augmente peu à peu, une légère transpiration s'é-
» tablit sur tout le corps au bout de quelques mi-
» nutes, puis une sueur abondante coule de toutes
» parts. Le visage, rouge et animé, se couvre de gout-

» teleltes de sueur, le pouls est plus accéléré, et la
» respiration plus fréquente.

» Lorsque la température dépasse 38 ou 40
» degrés, le malade éprouve du malaise, et l'on est
» obligé de fermer le robinet d'échappement du
» générateur, ou bien d'ouvrir le robinet graduateur
» pour perdre une partie de la vapeur contenue dans
» l'étuve.

» J'ai reconnu, comme l'avait annoncé M. le doc-
» teur Lefebvre, que son appareil fonctionne régu-
» lièrement, qu'il produit une transpiration abon-
» dante dans l'espace de 12 à 15 minutes, qu'on
» peut le transporter facilement dans les salles et
» administrer des bains de vapeur au lit, sans que
» le malade quitte la position horizontale, que les
» manches adaptées à la couverture sont très-utiles
» pour diverses applications et pour constater la tem-
» pérature du bain ; que la chaleur et la vapeur
» sont distribuées avec une grande régularité et
» d'une manière égale autour du malade, que celui-
» ci ne se refroidit pas, qu'il peut augmenter ou
» diminuer lui-même la température à l'aide d'un
» robinet graduateur, et que les draps du lit ne sont
» pas mouillés par la vapeur d'eau. M. le docteur
» Rossignol, qui, dans plusieurs applications, a pro-
» longé les bains pendant une demi-heure, a con-
» staté également que le lit n'était pas mouillé. Ce
» phénomène, en apparence extraordinaire, s'expli-
» que facilement : il tient à ce qu'une grande partie

» de la vapeur d'eau se condense dans les tubes et
» ne pénètre pas, par conséquent, dans l'étuve. »

Il est vrai qu'une certaine quantité de vapeur (700 grammes sur 2,000 grammes) se condense dans les tubes au commencement de l'opération, c'est-à-dire pendant que s'établit l'équilibre de la température. A partir de ce moment, la condensation est moindre, puisqu'elle diminue avec l'élévation de la température ambiante. Or, comme l'appareil vaporise quatre litres d'eau par heure, il passe dans l'étuve la vapeur de près de trois litres d'eau, ce qui donne environ 5,000 litres de vapeur par heure.

Si l'on fait fonctionner l'appareil pendant dix heures, par exemple, il passera dans l'étuve le volume énorme de 50,000 litres de vapeur d'eau. Quand l'appareil fonctionne depuis quelque temps, il se condense beaucoup moins d'eau dans les tubes chauffés, et cependant dans cette dernière expérience, non seulement le lit ne sera pas mouillé par la vapeur, mais elle le séchera rapidement toutes les fois qu'on le mouillera.

« Mais cet appareil présente quelques inconvé-
» nients sérieux ; il exige des soins particuliers, qu'il
» est difficile d'obtenir dans les grands hôpitaux ; il
» ne permet pas de donner des bains médicamen-
» teux avec certaines substances minérales, qui at-
» taqueraient promptement le générateur, les sou-
» papes de sûreté, les tubes et les robinets ; il ne
» peut servir que pour l'administration des bains de

» vapeur simples et composés, préparés avec des
» substances végétales ou avec des produits qui
» n'exercent aucune action sur les métaux, et encore
» une partie des principes médicamenteux ne pé-
» nètre pas dans l'étuve. »

Tous ces inconvénients ont été motivés par la manière dont faisaient fonctionner l'appareil ceux qui en étaient chargés, c'est-à-dire les infirmiers, ainsi que cela s'est passé dans une expérience faite à l'hôpital militaire de Vincennes, etc.

Tous les *soins particuliers* qu'exige l'appareil consistent à ouvrir ou à fermer des robinets, à visser des écrous avec la main et la clef, à mettre le tout dans une caisse, à faire, en un mot, ce que l'on fait pour tout instrument de précision quand on cesse de s'en servir et que l'on tient à conserver sans détérioration. Chaque jour on dévisse les objectifs de son microscope et on les met dans une boîte *ad hoc*, pour les reprendre le lendemain, sans songer à faire au constructeur un reproche de ce soin, qu'il est nécessaire de prendre. Du reste, l'employé le moins intelligent peut connaître la manière de faire fonctionner et d'entretenir l'appareil après une instruction verbale de quelques minutes, ou la lecture de la légende qui commence à la page 25. Je démontrerai plus loin que l'appareil est disposé de manière à permettre l'absorption de toutes les substances médicamenteuses possibles, soit en les les volatilisant avec la vapeur, soit en les appliquant directement sur la

peau, et qu'on n'est parvenu avec aucun autre appareil
à réaliser, d'une manière complète et générale, l'absorption des médicaments par le tégument externe.

Je comprends que cette propriété de mon appareil
n'ait pas été appréciée par la commission, puisque
j'ai négligé moi-même d'en parler, ne désirant présenter d'abord qu'un simple appareil de bains de vapeur, sachant combien il est souvent dangereux d'ac-
cumuler les prétentions, même les plus légitimes.

Il est donc convenu qu'on ne doit mettre dans le
générateur ou la sphère de l'étuve que les substances volatiles, telles que les essences, le chloroforme, la teinture d'iode, etc., suivant que l'on désire
prendre un bain hygiénique aromatisé ou un bain
médicamenteux ; mais lorsqu'on veut faire absorber
par la peau un sel fixe, tel que l'iodure de potassium, le sulfate de quinine, les sels de morphine,
de strychnine, d'atropine, etc., ce n'est pas dans le
générateur ni dans la sphère creuse de l'étuve qu'il
faut placer la solution, mais sur la peau de certaines
régions du corps. Dans ce cas, on imbibe l'épiderme,
déjà ramolli par la vapeur, de la solution médicamenteuse.

Quelques minutes suffisent pour que l'absorption
soit complète, et on obtient ainsi, avec des doses relativement inférieures, des effets plus prompts et plus
constants que lorsqu'on s'adresse à l'absorption par
les muqueuses, ou à la méthode hypodermique, au
moyen de la seringue de Pravaz. (Voir chapitre III.)

Quant aux sulfureux, ils ont leurs indications spéciales comme bains, et j'ai signalé les inconvénients
des sulfures de potasse et de soude administrés en
fumigations humides.

« L'étuve n'est pas solide et le nombre des tubes
» articulés et des robinets est trop considérable. J'a-
» jouterai enfin que le prix de cet appareil est trop
» élevé, et que pour le rendre moins coûteux, il con-
» viendrait de remplacer le générateur, qui est, d'ail-
» leurs, très-élégant et parfaitement construit, par
» une bouilloire plus simple. Tel qu'il est établi au-
» jourd'hui, il convient plus spécialement aux gens
» riches et aux établissements particuliers. »

Les inconvénients signalés dans le précédent paragraphe sont précisément autant de qualités que je ne
suis parvenu à introduire dans la construction de
mon appareil qu'après de nombreuses tentatives.
D'abord, avec des soins très-ordinaires, je puis affirmer que l'étuve fait un long usage. Du reste, les
dérangements accidentels qui pourraient survenir
sont faciles à réparer : tout ouvrier qui sait souder
peut se charger de ces réparations toujours insigni-
fiantes. D'autre part, il est impossible de changer la
disposition des tubes et de diminuer le nombre des
robinets sans ôter à l'appareil ses propriétés les plus
remarquables. Mon constructeur s'était imaginé aussi
qu'on pouvait apporter certaines modifications au
calibre et à l'épaisseur des tubes; j'ai été obligé
d'abandonner ces appareils, parce qu'ils ne remplis-

saient pas les conditions voulues et absorbaient une quantité plus considérable de combustible. Supposez, en effet, qu'au lieu de la bouilloire en cuivre, à laquelle on reproche d'être trop élégante, j'adopte un générateur plus grossier, en fonte, par exemple; je ne réaliserais pas une économie réelle, car je serais obligé, chaque fois, de quadrupler la dépense de temps et de combustible. Il n'est pas jusqu'au nombre et au diamètre des trous par où se divise et se *tamise*, en quelque sorte, la vapeur, au degré de porosité de la bâche qui forme le revêtement de l'étuve, qui n'ait été rigoureusement calculé, et qu'on ne saurait changer sans détruire complétement l'harmonie de tout l'appareil et faire disparaître ses avantages les plus précieux. Ces inconvénients sont, en définitive, des qualités que je crois indispensables.

Le prix de revient ne peut pas, du reste, constituer un reproche sérieux : je n'ai pas eu l'intention de construire une machine à exploiter, mais bien de résoudre des problèmes de physique et de mécanique; il s'agissait de savoir si j'avais atteint mon but.

» M. Lefebvre a fait disparaître, dans un nouveau
» modèle qu'il vient de présenter à la Commission,
» quelques-uns des inconvénients que nous avons
» signalés. Ainsi le robinet muni d'une sphère et
» destiné à l'introduction de certaines substances
» médicamenteuses, comme le chloroforme, la tein-
» ture d'iode, les sulfures, etc., n'est plus adapté au

» générateur, mais à l'étuve elle-même, le généra-
» teur se trouve ainsi préservé de l'action des vapeurs
» corrosives. L'auteur conseille, en outre, d'intro-
» duire graduellement ces substances, et seulement
» au moment où l'équilibre de température s'est
» accompli dans toutes les parties de l'appareil, afin
» qu'elles ne se condensent pas dans les tubes
» et qu'elles ne soient pas entraînées par l'eau.

» En résumé la Commission a l'honneur de pro-
» poser à l'Académie d'adresser une lettre de remer-
» cîments à M. le docteur Lefebvre pour sa commu-
» nication. »

Les quelques observations que j'ai intercalées au milieu du savant rapport de M. Poggiale ne seront pas, je l'espère, prises pour des critiques. Tout le monde comprendra que, dans l'intérêt de mon invention, je devais mettre les circonstances atténuantes à côté des appréciations de l'Académie, dont je n'ai, du reste, qu'à me louer sous tous les rapports.

Dans ces sortes d'appréciations, la tâche des commissions est toujours difficile. Elles ont à se mettre en garde contre les insinuations du charlatanisme, toujours prêt à exploiter un jugement favorable de ce corps savant (1).

---

(1) Je crois devoir citer ici un extrait d'un discours de M. Dumas, président de la Société d'encouragement pour l'industrie nationale (1864) :

« Au premier rang des intérêts industriels à exciter, à soute-

Je dois les plus sincères remercîments à M. Poiseuille, M. le baron Larrey et M. Pioggiale, pour la consciencieuse étude qu'ils ont daigné faire de mon appareil, et pour le rapport favorable dont il a été l'objet. Je déclare sincèrement être très-satisfait, et je considère ce rapport comme le dédommagement le plus flatteur de mes longs et pénibles efforts. Une longue pratique ne me laisse aucun doute sur les effets thérapeutiques de la sudation méthodiquement

---

nir ou à défendre, votre conseil a constamment placé l'invention. Il existe aujourd'hui, il est vrai, une école historique et philosophique où, considérant l'humanité comme une armée en marche vers le progrès, mais une armée sans général, on regarde, au contraire, chaque inventeur, comme l'expression un peu banale d'idées appartenant à tous : idées dont il se serait fait seulement l'interprète un peu plus tôt que le reste des humains, et qui, sans lui, n'en eussent pas moins germé, fleuri et fructifié..... Cet inventeur, que vous connaissez si bien, dévoré par la pensée qui l'obsède, à laquelle il voue toutes ses forces, sa fortune, sa santé, sa vie, et les intérêts plus chers encore de tous les siens, ne serait, à en croire ces nouvelles doctrines de l'histoire, qu'un organisme obéissant à l'évolution générale de l'espèce, et produisant une invention en vertu des mêmes fatalités auxquelles obéit l'abeille qui sécrète sa cire ou son miel. Ce qu'il a fait, tout autre aurait pu l'accomplir..... Croyez-le bien, c'est en vain que nous réunirions tous les peintres du monde, ils ne produiraient pas un Raphaël ou tous les sculpteurs, ils ne feraient pas sortir du marbre la Vénus de Milo, et de même, n'en doutez pas, il y a telle invention dans les sciences industrielles, dont on a droit de dire que celui qui l'a faite était seul capable de la produire... Il y a des inventions, il y a des inventeurs, n'en doutez pas ; mais de même qu'il y a

appliquée. Mes confrères de la Nouvelle-Orléans et de la Havane, presque tous docteurs des facultés de France, très-bons praticiens, et par conséquent très-bons juges en pareille matière, se sont montrés aussi partisans que moi-même de cette méthode générale de traitement.

J'ai eu, dans ces pays lointains, tous les succès matériels possibles; et, si je n'avais cherché que cela, je n'avais qu'à vulgariser industriellement mon appareil au milieu de populations riches, enthousias-

---

des paresseux qui nient la propriété, trouvant qu'il est plus court de la prendre que de la gagner par le travail et l'épargne, il y a aussi des faiseurs pressés de gagner gros, qui nient l'invention, trouvant plus tôt fait de se servir des idées d'autrui que d'avoir des idées, à force d'étude et d'attention persévérantes. Savent-ils ce que c'est que l'invention? non, et leur seule excuse pour le dédain qu'ils affectent à son sujet, c'est qu'ils ignorent les douleurs et les joies de ces sortes d'enfantements.....

» Ah! ne marchandons pas les inventions; soyez bienveillants et secourables aux inventeurs; gardons-nous de tuer la poule aux œufs d'or!

» Tous n'arrivent pas au but comme Daguerre; beaucoup meurent avant l'heure du triomphe; d'autres s'égarent en route. L'invention est une lutte; et, de même qu'au lendemain d'une bataille, si les vainqueurs sont récompensés, les morts sont honorés et les blessés recueillis avec sollicitude, glorifions les inventeurs qui réussissent, couvrons d'un indulgent respect les fautes de ceux qui échouent, et adoucissons les derniers ans de ces blessés, de ces invalides de la science industrielle, qui n'auront connu que les douleurs du combat et qui auront toujours ignoré les joies de la victoire. »

tes et promptes à bien juger toutes les inventions utiles. C'est précisément au milieu de ces éléments de fortune que le souvenir de la patrie est venu m'imposer l'irrésistible résolution de faire profiter mon pays des avantages de mon invention. Voilà pourquoi je me suis adressé d'abord, et avec persistance, à l'Académie impériale de médecine, pour obtenir son approbation, afin de pouvoir, fort de cet appui, m'adresser ensuite aux hommes de science, auxquels ce modeste travail est destiné.

Je crois devoir faire suivre immédiatement cette introduction de la légende explicative de l'appareil, pour faciliter l'intelligence des détails spéciaux dans lesquels je serai forcé d'entrer plus tard.

Après cette description purement graphique, destinée à favoriser l'application, l'usage et l'intelligence des effets de l'appareil, je traiterai, dans autant de chapitres : 1° de l'histoire abrégée de la balnéation en général et du bain de vapeur en particulier ; 2° des différentes propriétés de la vapeur d'eau, selon sa génération et son mode de distribution ; 3° des effets physiologiques des bains de vapeur ; 4° des applications de la vapeur d'eau au traitement des maladies ; 5° des crises étudiées au point de vue de l'humorisme moderne.

Nomenclature de l'Appareil articulé.

Les légendes déjà publiées sur mon appareil doivent être considérées comme non avenues, en raison des modifications que les perfectionnements successifs ont introduites dans sa construction.

L'appareil et ses annexes se composent actuellement :

1° D'une bouilloire en cuivre étamée à l'intérieur, ainsi que tous ses accessoires, tels que robinets, soupapes, etc. ;

2° D'un fourneau en métal pour la supporter ;

3° D'un réservoir ou brûleur à alcool ;

4° D'une boîte en tôle, pour contenir le tout ;

5° D'un appareil à bain, avec tubes en cuivre étamés à l'intérieur et à l'extérieur et garnis d'étoffe extérieurement ; puis les accessoires tels que engrenage, graduateur thermal, écrous, bâche, etc. ;

6° D'un tube en caoutchouc, plus ses deux écrous ;

7° D'une bouteille en métal contenant quatre litres ;

8° D'une mesure à eau ;

9° D'une burette ;

10° D'une boîte à pharmacie contenant l'appareil à douches, une clef pour les écrous, un tournevis, un récipient, quatre niveaux de rechange, des rondelles en plomb et quatre petits flacons bouchés à l'émeri;

11° D'une boîte en bois de 80 centimètres en longueur et largeur et 54 de hauteur avec deux serrures pour contenir le tout.

Manière de monter les deux sections de l'Appareil et d'employer les différents accessoires qui en dépendent.

On retire du coffre les différentes pièces dans l'ordre suivant : d'abord les deux sections de l'étuve, en les prenant toutes deux ensemble par le centre; ensuite la boîte en tôle qui contient la bouilloire, et dans laquelle celle-ci doit rester et fonctionner; la petite caisse qui contient la pharmacie, l'appareil à douches et autres ustensiles. En un mot, on vide le coffre pour avoir tout sous les yeux et à la portée de la main.

Montage de l'Étuve.

Après s'être assuré que les rondelles en plomb, dont l'unique objet est de prévenir les fuites de vapeur, sont dans l'intérieur des écrous,

On place les deux sections de l'étuve sur une surface plane et on les rapproche.

On fait d'abord faire, de la main droite, cinq ou six tours à l'écrou du centre, en maintenant de la main gauche le tube de la section opposée. On répète cette opération sur les deux autres, et on achève de les serrer graduellement les uns après les autres et dans le même ordre, d'abord avec la main, puis avec la clef.

On rabat les deux portières grillagées, en les attachant à la section opposée.

Ensuite on relie les deux sections de la tringle.

Finalement on étend la toile sur l'étuve.

J'ai eu l'honneur de présenter au conseil de santé des armées un nouveau modèle de baignoire qui n'est pas articulé. Ce dernier modèle est principalement destiné aux hôpitaux.

De la Bouilloire et du Tube de connexion.

Après avoir placé la bouilloire à l'endroit où on veut la faire fonctionner, et, si on le désire, en dehors de la chambre du patient,

On la relie à l'étuve par le tube en caoutchouc, au moyen des écrous qui y sont adaptés. L'une des extrémités du tube se rattache au robinet d'échappement, et l'autre au sommet de l'étuve, au-dessus du robinet graduateur, en tenant le petit tube recourbé de la main gauche et tournant l'écrou de la main droite, évitant ainsi de tordre ou de faire un pli au tube en caoutchouc, ce qui pourrait intercepter le passage de la vapeur.

Préparation du Malade et de son lit.

En premier lieu la chambre doit être bien aérée. Le lit sur lequel repose le patient doit être sans dossier; cela est nécessaire afin de faciliter les opérations et de soustraire le malade au contact de l'air froid, soit avant, soit après le bain. Si le lit était pourvu d'un dossier vers le bas, on pourrait obvier à cet inconvénient en ayant recours à un pliant, ou bien encore en mettant un matelas par terre. Il faut aussi que le lit présente une petite inclinaison du côté des pieds, afin de faciliter l'écoulement de l'eau de condensation.

Le malade, dépouillé de toute espèce de vêtements, doit être étendu sur son lit.

On le recouvre ensuite d'une couverture pliée en deux, de telle sorte qu'elle ne soit pas en contact avec la base de l'étuve, quand on la place sur le lit.

Manière de prendre un bain sans le secours de personne.

Après avoir disposé le lit comme nous venons de le dire, on y laisse introduire la vapeur, et lorsque la chaleur est suffisante on soulève la baignoire et on se glisse dessous. Pendant le bain on s'essuie avec des serviettes que l'on avait eu soin de placer à la portée de la main. On gradue la température et la vapeur au moyen du robinet disposé à cet effet. — Quand le bain est fini, on pousse l'appareil vers les pieds, et on s'enveloppe dans la couverture préalablement placée sur le dôme de l'appareil.

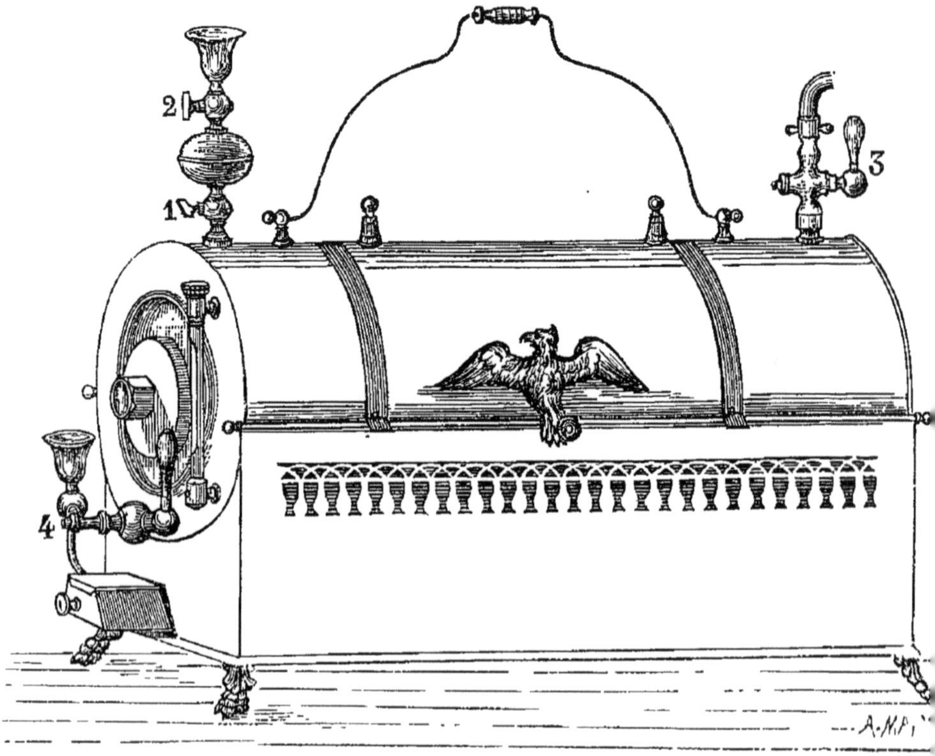

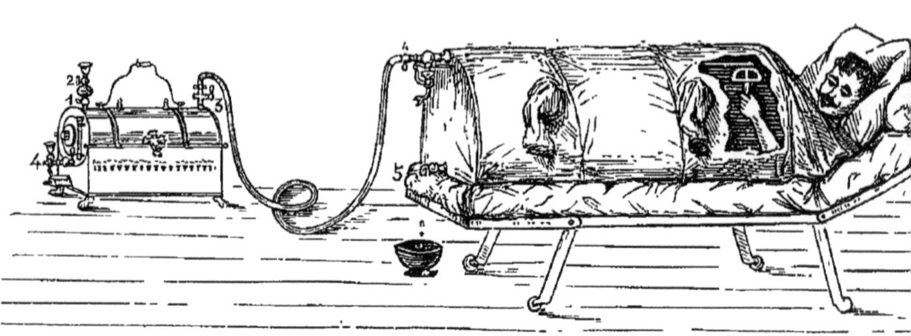

Fonctionnement de l'Appareil.

On devra bien se pénétrer de cette observation, que tous les robinets sont ouverts lorsque leurs leviers sont parallèles à l'axe des tubes et fermés lorsqu'ils sont en croix.

1° Il faudra d'abord s'assurer si le robinet de vidange, qui est placé à l'extrémité de la bouilloire, est fermé.

On ouvre ensuite les robinets du globe n°s 1 et 2 et celui d'échappement n° 3.

On introduit alors une mesure d'eau bouillante dans la bouilloire par le petit entonnoir.

On ferme son robinet n° 1 et celui d'échappement. n° 3.

L'alcool s'introduit par le petit entonnoir. Son robinet étant ouvert, on y verse environ un tiers de la contenance de la burette. On retire un peu le réservoir pour enflammer l'alcool, puis on le repousse à sa place. Une burette suffit ordinairement pour un bain. On peut la verser dans le réservoir en une seule ou plusieurs fois. Mais il faut avoir soin d'en ajouter avant que le feu ne soit éteint. Cette opération ne présente aucun danger, et en procédant ainsi qu'il vient d'être dit on préviendra la trop rapide inflammation de l'alcool, ce qui pourrait arriver si l'on remettait du liquide immédiatement après l'extinction de la quantité précédemment consumée.

2° On devra observer le moment où la vapeur en s'échappant, soulève les soupapes de sûreté.

Alors on ouvre le robinet d'introduction n° 3, afin de la laisser pénétrer dans l'étuve.

Le patient ayant été préparé comme il a été dit, et les tubes de l'étuve étant chauds,

On la place au-dessus du malade.

Lorsque la vapeur commence à pénétrer dans l'étuve, ce dont il est facile de s'assurer en passant la main par une des poches,

On doit enlever la couverture placée au-dessus du patient, en la faisant glisser entre sa tête et l'étuve.

On l'étend au-dessus de celle-ci, afin qu'elle se réchauffe, et on l'ajuste autour du cou du patient, dont la tête sera ainsi préservée de tous les inconvénients de la vapeur.

S'il était nécessaire qu'il respirât de la vapeur, on lui couvrirait la tête avec la bâche, en ayant soin de lui donner de l'air par les manches.

Pendant le Bain.

L'étuve étant pourvue d'un graduateur thermal, si le patient éprouve un degré de chaleur trop faible ou trop élevé, il lui sera facile de l'amener au point convenable, en tirant ou en poussant le manche de l'engrenage qui est à portée de sa main et qui commande le robinet graduateur.

Si le malade était incapable de faire usage de ses

bras, l'opérateur passera un thermomètre ou simplement la main par un des soupiraux de l'étuve, afin d'en reconnaître le degré de chaleur ; après quoi on pourra, du dehors, le diminuer ou l'augmenter, au moyen du levier qui commande le robinet graduateur.

On appliquera sur la tête du malade des compresses d'eau froide, que l'on aura soin de bien tordre et de rafraîchir toutes les cinq minutes.

Si le malade avait soif, il ne faudrait pas craindre de lui donner de l'eau froide.

Il devra une fois ou deux changer de position.

Il s'essuiera ou on l'essuiera avec des serviettes préparées d'avance et que l'on passera par les soupiraux de l'étuve.

L'eau de condensation s'écoule par le robinet n° 5, qui est à la partie inférieure de l'étuve, et auquel est adapté un petit siphon, ce qui permet de tenir ce robinet toujours ouvert.

Si l'on négligeait cette précaution, les tubes de condensation se rempliraient, et l'eau sortirait par les petits orifices, qui doivent seulement livrer passage à la vapeur.

Fumigations.

On introduit, de la manière suivante, les substances liquides et volatiles dans la bouilloire par l'entonnoir à double robinet (n°s 1 et 2), semblable à celui dont on se sert pour huiler les machines à vapeur,

Le robinet d'en bas (n° 1) étant fermé et le robinet d'en hant (n° 2) ouvert,

On verse dans l'entonnoir la substance liquide que l'on veut volatiliser.

On ferme ensuite le robinet d'en haut n° 2 et on ouvre celui d'en bas (n° 1), afin que la substance pénètre dans la bouilloire.

Il ne faut pas oublier que cette introduction des substances médicamenteuses ne doit être faite que lorsque l'équilibre de la température est établi, afin qu'il y ait moins de perte de ces substances par condensation. De plus, on aura soin à ce moment de l'opération, de modérer l'action du foyer, en introduisant dans le brûleur une cueillerée d'eau environ. Cette précaution, qu'il convient de prendre toutes les fois que la flamme monte, a l'avantage de prévenir une déperdition de vapeur médicamenteuse par le robinet graduateur de la baignoire qu'il devient inutile de faire fonctionner. Disons encore que le malade aura soin de bien étancher la sueur avec des serviettes avant de subir le contact de ces vapeurs; il facilitera ainsi l'absorption médicamenteuse.

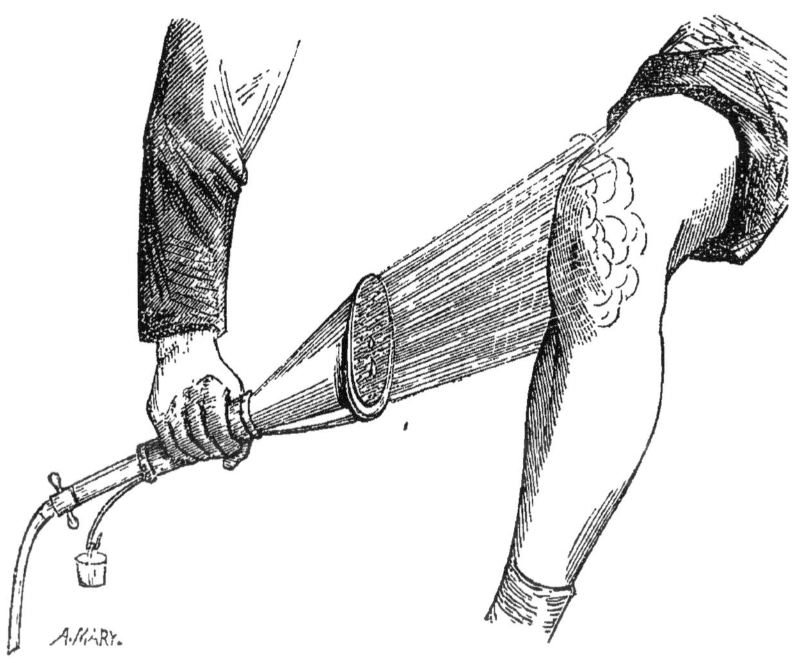

Douches.

Il est quelquefois nécessaire, avant ou après le bain général, et même indépendamment de celui-ci, d'administrer des douches.

A cet effet,

On fermera le robinet d'échappement n° 3, puis on vissera sur l'appareil à douches l'extrémité du tube de caoutchouc qui se relie à l'étuve.

On ouvrira le robinet n° 3.

Tenant ensuite l'appareil de la main droite par la poignée, on présentera la face criblée de petits trous en face de la partie du corps vers laquelle on veut

diriger la douche, à la distance d'environ un pied.
On l'éloignera ou on la rapprochera, selon que le
patient supportera plus ou moins bien la chaleur.

On peut administrer la douche dans le lit, sans le
mouiller : les gouttelettes d'eau, tombant de la surface criblée dans la gouttière demi-lunaire, s'écou-
lent par le tube qui est en communication avec elle,
et à l'extrémité duquel on accroche le petit récipient
à anse, pour les recevoir. Inutile d'ajouter que l'on
peut rendre la douche médicamenteuse comme le
bain.

Après le Bain.

On ferme le robinet n° 3 de la bouilloire, afin d'in-
tercepter le courant de vapeur.

Il n'y a aucun inconvénient à cela, parce que si
la production de vapeur est trop considérable, elle
s'échappe par les soupapes de sûreté.

Le tube en caoutchouc doit être ensuite dévissé à
ses deux extrémités.

Le malade saisira la couverture qui entoure son
cou, et la tiendra dans cette position.

L'opérateur, se plaçant aux pieds du malade, enlè-
vera l'étuve en la tirant à lui.

De cette manière les couvertures qui auront été
échauffées par leur séjour sur la bâche retomberont
sans efforts et sans apprêts sur le malade, et le garan-
tiront ainsi du contact de l'air.

Le malade aura soin de s'essuyer, en se tournant plusieurs fois dans son lit, jusqu'à ce que la réaction soit terminée.

Démontage de l'Appareil.

On replie la toile en trois ou quatre doubles, sur la partie inférieure de l'étuve, à partir du premier tube cintré nº 4, jusqu'à l'extrémité de la section.

On replie les deux portières grillagées.

On dévisse ensuite la tringle et les tubes graduellement, en s'y prenant de la même façon que pour les assembler.

On sépare les deux sections et on les place sur un plan incliné, afin de faire écouler l'eau qui aurait pu y rester.

On remet tous les accessoires à leur place, bouilloire, tube en caoutchouc, appareil à douches, etc.

On place la section supérieure de l'étuve, qui est la plus grande, sur l'autre section, en la baissant un peu du côté de la tête et en faisant entrer le tube nº 1 entre les tubes 2 et 3. On ajuste ainsi les deux sections de longueur.

Puis, les prenant toutes deux par le centre, on les place avec précaution dans le coffre.

Dans le cas où on serait obligé de transporter ce dernier, afin de ne rien briser, on aura soin de fermer les boîtes qui contiennent les accessoires, à

l'aide de leurs crochets, et de boucler les deux cour-
roies qui maintiennent la bouilloire.

Il est inutile de dire que lorsqu'on doit se servir
journellement de l'appareil articulé, il est préférable
de ne pas le démonter : il suffira de resserrer les
écrous à l'aide de la clef, dans le cas où l'on con-
staterait une fuite.

Du niveau d'eau.

Pour le changer, ainsi que les rondelles en plomb,
la bouilloire doit être vide. Après avoir dévissé à la
main le bouchon perlé, on introduit le petit tournevis dans la chambre, et on dévisse l'écrou; puis, à
l'aide d'une pointe, on enlève la rondelle en plomb;
ensuite on fait sortir le tube par l'orifice supérieur
de la chambre et on retire la rondelle qui est au fond
de la chambre inférieure.

Il est bien entendu que chaque fois que l'on
change de tube, il faut aussi changer les rondelles
en plomb, afin qu'elles puissent prendre la forme
des deux extrémités du nouveau tube.

On remet le tout en place de la même manière,
c'est-à-dire une rondelle dans le fond de la chambre
inférieure, sur laquelle appuie une des extrémités
du tube, et une à la partie supérieure du tube, en
ayant soin de bien serrer la vis, de manière à ce
qu'il n'y ait pas de fuite d'eau ni de vapeur.

S'il arrivait que le passage de l'eau vînt à s'obstruer, une petite vis est ménagée à la base du niveau, de manière à pouvoir y introduire une tige quelconque.

Observations générales.

Une mesure d'eau est suffisante pour trois quarts d'heure. Si on voulait prolonger l'opération, il faudrait, *après avoir laissé éteindre la lampe*, introduire dans la bouilloire la moitié d'une mesure d'eau bouillante. Si nous conseillons d'introduire de l'eau bouillante préférablement à de l'eau froide, c'est uniquement par économie de temps et de combustible. Nous ferons observer qu'il ne faut jamais mettre plus de cinq litres d'eau dans la bouilloire, bien qu'elle ait une capacité de dix litres, car il est nécessaire qu'il y ait un espace libre pour recevoir la vapeur générée. Le niveau placé à l'extérieur de la bouilloire indique parfaitement la hauteur de l'eau, qui, dans tous les cas, ne doit jamais être plus haute que l'échancrure supérieure ni plus basse que l'inférieure. Il est bien entendu qu'il ne faut pas non plus allumer l'alcool avant d'avoir mis l'eau, sans cela la bouilloire serait non-seulement détamée, mais dessoudée.

Comme chauffage on peut se servir de l'alcool ordinaire, mais nous préférons employer l'esprit de bois ou méthylène pur, tel que nous le fournissent MM. Camus et Cie, rue Barbette, n° 2 (1).

Nous ferons encore remarquer qu'il est bon, de temps en temps, quand on vide la bouilloire par le robinet de vidange, d'agiter l'eau un peu avant la fin de l'écoulement, pour entraîner les dépôts calcaires.

Quand on introduit des substances par trop volatiles, telles que l'éther, le chloroforme, etc., il est nécessaire de mettre dans l'entonnoir une petite quantité d'eau froide (une cuillerée à bouche), afin d'abaisser la température du métal pour éviter l'éva-

---

(1) A propos de méthylène, j'ai eu l'honneur de présenter à M. le ministre de la guerre un échantillon de ce produit, lui proposant de le substituer dans les établissements hospitaliers à l'alcool ordinaire d'abord comme combustible, puis pour l'usage externe.

Cette substitution aurait l'avantage de réaliser une grande économie. En effet, la combustion de méthylène produit plus de chaleur que l'alcool ordinaire; il brûle sans fumée. Pour l'usage externe, il dissout très-bien les résines, agit plus énergiquement sur la peau, et, malgré son mauvais goût, qui le *rend impropre à la boisson*, il ne contient aucun principe nuisible; d'un autre côté, l'économie est importante, puisqu'on peut l'avoir pur à raison de 130 fr. les 100 kilogrammes dans Paris, et de 120 hors barrière, tandis que le même poids d'esprit de betteraves mauvais goût coûte 190 francs.

Il importe de ne pas confondre le méthylène pur avec l'esprit de bois ordinaire que l'on vend pour l'usage des peintres. Je crois devoir appeler l'attention des administrateurs des hôpitaux sur cette substitution.

poration et même la combustion de ces substances avant leur pénétration dans le globe. Comme l'alcool en brûlant encrasse à la longue les parois du brûleur, il faut enlever de temps en temps ce dépôt par le grattage au moyen d'une lame de couteau.

Les rondelles en plomb qui sont dans les femelles des écrous de l'appareil et du tube en caoutchouc, finissent à la longue par s'aplatir, ce qui diminue progressivement le diamètre de leur orifice central. Il importe de les visiter de temps en temps et de les rogner avec un canif lorsque leur diamètre est sensiblement diminué.

Il en est de même des petits orifices pratiqués au tube subdiviseur par lesquels la vapeur pénètre dans la baignoire. Il arrive quelquefois qu'après un certain nombre de bains, ces petits orifices s'obstruent par l'entraînement de certains produits qui ont servi à l'étamage, au soudage, etc. Cette obstruction est annoncée, à la fois, par un abaissement sensible de la température dans la baignoire, et la mise en activité des soupapes de sûreté, par lesquelles la vapeur s'échappe, se trouvant arrêtée du côté de l'étuve. Pour obvier à cet inconvénient, on nettoie de temps en temps ces orifices avec une épingle.

Je ferai encore remarquer qu'il ne faut jamais graisser avec de l'huile ni les soupapes de sûreté ni les écrous, pour éviter les adhérences que la dessiccation du corps gras ne manquerait pas de produire.

CHAPITRE PREMIER

Considérations historiques sur l'art des bains.

En commençant ce modeste travail, je ne prétends pas faire une histoire un peu complète de la balnéation, car cette histoire renferme la matière d'un ouvrage volumineux.

L'histoire des bains touche de si près à celle de la civilisation en général, que l'on ne saurait traiter un pareil sujet qu'en étudiant à fond les habitudes hygiéniques, les mœurs et les religions des divers peuples civilisés qui se sont succédé dans l'ordre des temps.

On se plaît à répéter, sans réflexion, que les institutions balnéiques ont toujours servi à mesurer le degré de civilisation d'un peuple! Cette affirmation générale souffre de remarquables exceptions, à commencer par le peuple français, qui est peut-être le grand peuple qui se baigne le moins ; et je ne sache pas qu'il fût juste pour cela de nous classer parmi les Barbares, bien que les Chinois s'obstinent à nous considérer comme tels.

L'art des bains, au lieu d'être le remorqueur de la civilisation, a toujours été remorqué par trois forces également puissantes : la religion, la mollesse et la température.

Les Indiens, et plusieurs peuples de l'antiquité, se baignaient par ordres divins, comme les mahométans de nos jours. Les Grecs et les Romains se sont baignés successivement, mais à des degrés différents, par règle hygiénique et par mollesse. Les habitants des climats extrêmes se baignent les uns pour favoriser une constante transpiration cutanée indispensable à une bonne santé dans les pays chauds, les autres pour suppléer aux fonctions de la peau naturellement insuffisantes dans les pays froids.

Ces usages, aussi anciens que les peuples, ont été inspirés par l'hygiène instinctive. Le progrès, qui a tout perfectionné dans le domaine de l'industrie, n'a, pour ainsi dire, encore rien fait pour la *science* des bains.

Le bain de vapeur, qui est, en définitive, la seule espèce de bain capable de répondre à des indications hygiéniques et thérapeutiques d'une extrême importance, comme nous le dirons plus loin, est aussi primitif aujourd'hui chez tous les peuples civilisés qu'il l'était il y a deux mille ans. A l'heure qu'il est,

comme dans les *balnaria* de Rome, on ne s'occupe
que de la disposition architecturale de l'établissement
balnéique, sans se préoccuper de la génération et de
la distribution de la vapeur, d'où dépend cependant
l'action physiologique de ce genre de bain. Si nous
jetons un coup d'œil sur l'histoire des bains en général, nous resterons convaincus que nous n'avons rien
gagné pour le bain de vapeur et que nous avons
beaucoup perdu pour les bains d'eau. Reste à savoir
ce qu'il y a de regrettable pour notre hygiène dans
cet état de choses : nous étudierons peut-être un jour
ce côté de la question ; il nous suffira d'établir dans
ce travail que la thérapeutique a beaucoup souffert
de l'insuffisance de nos bains de vapeur.

§ Iᵉʳ. — *Art des bains chez les anciens.*

Il est naturel de penser que, dans l'enfance des
peuples, le seul besoin du bien-être physique apprit
instinctivement à l'homme à laver son corps dans
« les flots d'une onde pure. » La balnéation a dû
naître avec la vie de l'humanité. Mais il ne s'agit pas
ici de rechercher l'origine du bain, mais bien celle
de l'art des bains, pour arriver à exprimer le désir de
voir bientôt naître la science des bains.

A ce sujet tous les auteurs (1), et ils sont nombreux

---

(1) Voir pour l'historique, les indications bibliographiques
des nouveaux dictionnaires de médecine et de chirurgie, en
voie de publication, article *Bain.*

ceux qui ont écrit sur ces origines, s'accordent à dire
» que les Orientaux furent les premiers qui construi-
» sirent des édifices à l'usage des bains. »

Chez les Perses, ces établissements entraînaient
une telle magnificence qu'Alexandre le Grand, qui
n'était pas un prince ennemi du luxe, si nous en
croyons son maître Aristote, ne put s'empêcher de
s'écrier en entrant dans les bains de Darius : « Est-ce
au sein d'une telle mollesse qu'on peut commander
aux hommes? »

Les anciens Grecs connaissaient l'art de la balnéation bien longtemps avant les conquêtes d'Alexandre,
il fallait donc que ce luxe fût bien raffiné en Perse
pour surprendre l'admiration du fils de Philippe.

On lit en effet dans Homère qu'une partie des
palais des rois grecs était consacrée aux bains, où les
lois de l'hospitalité prescrivaient de conduire les
étrangers. « Télémaque fut conduit au bain par la
plus jeune fille de Pilos, lavé et parfumé par *elle*
d'essences précieuses, puis revêtu d'habits magni-
fiques; il ne fut pas moins bien traité par les belles
esclaves de Ménélas. » L'usage, pour être naïf, n'en
était pas moins salutaire. « On comprend de quelle
utilité devait être le bain de propreté pour le voya-
geur chez des peuples où le linge de corps était à
peu près inconnu et où la chaussure ne garantissait
que la plante des pieds. »

Les bains publics prirent un grand développement
en Grèce, comme l'attestent les ruines et des pas-

sages d'auteurs. « Il y en avait d'assez vastes pour qu'on y pût nager à l'aise ; à Sparte, les deux sexes s'y exerçaient ensemble à la natation. »

Les athlètes trouvaient au voisinage, ou dans le gymnase même, des bains « pour se délasser après leurs exercices et enlever la poussière de leur corps. » L'usage des bains était passé dans les habitudes ordinaires des Grecs à tel point que Platon voulait « qu'une loi expresse portât que des bains publics seraient établis dans sa république. »

Les Romains, fidèles imitateurs des Grecs en ce qu'ils avaient de bon à tous les points de vue, commencèrent comme eux par construire des bains particuliers avant d'édifier des bains publics. Pline et Cicéron avaient dans leur maison des bains avec des piscines où l'on pouvait nager très-commodément. Vitruve, qui nous a laissé une description fort détaillée de ces bains, nous apprend qu'ils étaient ordinairement composés de sept pièces différentes : 1° le bain froid, *frigida lavatio;* 2° la chambre des frictions, *elæothesium;* 3° le lieu de rafraîchissement, *frigidarium;* 4° le vestibule du poêle, *hypocaustum;* 5° l'étuve voûtée ou bain de vapeur, *tepidarium;* 6° le bain d'eau chaude, *callida lavatio;* 7° le vestiaire, *apodypterium.*

L'ensemble des pièces qui constituaient une installation balnéique portait le nom générique de *balnearia.* Les riches patriciens avaient une partie de leur maison consacrée aux *balnearia* : « Tout ce que le luxe put rassembler de plus recherché s'y réunit à ce que la mollesse put inventer de plus délicat. » Chaque jour, des valets nommés *unctorii* massaient et frictionnaient leur maître au sortir du bain.

La mollesse marchant de pair avec la décadence, le bain finit par devenir la principale occupation de certains empereurs romains : Commode et Gordien se baignaient cinq ou six fois par jour.

L'usage du bain entra si profondément dans les habitudes des Romains, que l'on vit partout la puissance romaine marquer son passage par la construction de bains ou de thermes. Les ruines de ces établissements sont encore de nos jours des points de repères dont se sert l'archéologie pour éclairer l'histoire des principales étapes de ce peuple conquérant dans les pays qui subirent sa domination.

Quand les hommes politiques pensèrent que l'appui du peuple devenait utile, on lui donna des fêtes, des spectacles et des bains. D'après Dion (*Vie d'Auguste*), Mécène fit bâtir le premier bain public. Avant cette généreuse initiative du favori d'Auguste, la plèbe se baignait dans le Tibre. Ces établissements furent reçus avec une grande faveur ; aussi Agrippa ne trouva rien de mieux, pour se rendre populaire, que d'en faire construire cent soixante-dix dans l'année de son édilité. Presque tous les empereurs qui cherchèrent à flatter les goûts des classes inférieures firent bâtir des établissements de bains dans les règles de la plus belle architecture, et l'on y prodigua le marbre et les objets d'art.

Plusieurs d'entre eux prenaient plaisir à se baigner avec le peuple. Sous le règne d'Alexandre-Sévère, les bains furent ouverts la nuit pendant les grandes chaleurs de l'été, et l'empereur fournissait l'huile qui brûlait dans les lampes. Avant une ordonnance de ce souverain, les établissements de bains étaient ouverts au lever et fermés au coucher du soleil. On annonçait l'ouverture au son d'une espèce de cloche.

Le prix d'un bain correspondait à peu près à un liard de notre ancienne monnaie. Cependant le prix pouvait varier dans les divers établissements « selon le luxe qui y régnait et selon la *délicatesse* des soins qu'on était à même d'y recevoir, » ce qui prouve que la spéculation savait déjà tirer parti du luxe.

A l'occasion des fêtes publiques, les empereurs faisaient ouvrir gratuitement les bains, de même qu'ils avaient soin d'en priver le peuple, comme du spectacle, lorsque l'autorité avait lieu de se plaindre de lui. Sous les empereurs, il y eut jusqu'à huit cents établissements de bains répandus dans tous les quartiers de Rome. Lorsqu'on songe qu'en 1829 ces établissements ne s'élevaient qu'à quarante-six pour tout Paris, on se fait aisément une idée de l'importance comparative des institutions balnéiques dans la civilisation romaine.

Le nombre des bains, les dimensions considérables

des piscines et des étuves publiques, joint au prix minime que l'on payait pour entrer, permettait, pour ainsi dire, à tous les habitants de Rome de se baigner journellement. Le bain était devenu un lieu de rendez-vous, où l'on se rendait comme autrefois au *forum* pour apprendre les nouvelles du jour. Les oisifs qui ne se baignaient pas se tenaient dans une espèce de corridor, appelé *schola*, séparé du bassin ou piscine par une balustrade.

Il est à remarquer que, chez les Romains, les deux sexes avaient des bains spéciaux, contrairement aux Lacédémoniens, chez qui les hommes et les femmes se baignaient pêle-mêle, au mépris des bienséances. Cependant il paraît évident que la police des bains s'était beaucoup relâchée aux beaux jours de la décadence.

La civilisation bizantine, héritière directe des restes de la civilisation romaine, conserva les usages balnéiques de Rome tout en les modifiant. Au lieu du *balnearia* complet, on ne trouvait plus tard, dans les établissements de Constantinople, qu'une salle d'étuve humide, dont nous parlerons à propos des bains russes contemporains.

§ II. — *Art des bains chez les modernes.*

Les institutions balnéiques, si florissantes sous les deux empires romains, ne paraissent avoir été régulièrement conservées, au milieu du bouleverse-

ment social du moyen âge, que chez les mahométans turcs et arabes. La loi du prophète prescrit à
tous les croyants l'usage du bain et des ablutions. .
Aussi, à toutes les époques de leur histoire, on
trouve des bains d'étuves à la disposition de tout
fidèle dévot du Coran.

Les hommes et les femmes ont des bains séparés
ou bien s'y rendent à des heures différentes, quand
le peu d'importance du village ne permet pas l'entretien de deux établissements. Le bain est chez les
Turcs et les Arabes un lieu de réunion où l'on prend
le café.

« Les femmes, dans tout l'Orient, fréquentent le
» bain encore plus régulièrement que les hommes ;
» le mari le plus despote ne peut en priver la sienne,
» car c'est pour elle une obligation plus grande en-
» core que d'aller à la mosquée. C'est, du reste, une
» occasion de se réunir avec ses amies et de savourer
» les douceurs de la causerie. »

Après la chute de l'Empire d'Occident, les bains
publics eurent peu de vogue en Europe jusqu'à la
Renaissance.

A cette époque, les bains médicamenteux prirent
un grand développement; cependant, il est certain
que les institutions balnéiques n'ont jamais eu chez
les peuples modernes de l'Europe la même importance que dans les civilisations anciennes. On a cru
pouvoir expliquer cette décadence de l'art des bains
par l'usage de plus en plus général du linge de corps,

qui rendait moins nécessaire le bain de propreté. Quoi qu'il en soit de cette explication, il est certain que l'habitude de changer souvent de linge a dû rendre moins impérieux le besoin de se baigner.

Pour ne parler que de notre pays, on peut affirmer que des bains publics existaient à Paris vers la fin du quatorzième siècle.

A une époque plus rapprochée de nous, les bourgeois de Paris se baignaient dans des bains publics, et certains quartiers de la ville étaient spécialement réservés à cette industrie. Les établissements des baigneurs furent, pendant un certain temps, des rendez-vous où les oisifs se rencontraient comme aujourd'hui au cercle et au café. Il n'est même pas irrationnel de penser que la popularité, toujours croissante des cafés, a retardé parmi nous les progrès de la balnéation. On a préféré et l'on préfère encore vivre dans l'atmosphère empoisonnée des estaminets que de fréquenter les exercices salutaires des gymnases et des établissements balnéiques bien aménagés. Il est vrai de dire que ces établissements n'avaient pas été jusqu'ici organisés pour captiver les faveurs du public.

Aucune initiative scientifique sérieuse n'ayant présidé à leur installation, les intérêts de la spéculation étant toujours en opposition avec les intérêts du public, le public, qui fait seul réussir les institutions d'utilité générale, a montré peu d'empressement pour ces institutions hygiéniques. Il faut convenir cependant que, depuis quelques années, une réaction salutaire semble se faire en faveur des bains et des gymnases. Quelques médecins n'ont pas cru déroger en se faisant directeurs de maisons de santé, où les moyens thérapeutiques physiques sont employés de préférence aux moyens pharmaceutiques. On peut affirmer déjà que les malades gagneront beaucoup à cette petite révolution, qui peut seule nous conduire au traitement rationnel, c'est-à-dire physiologique, d'un assez grand nombre de maladies qui paraissent devoir toujours rester incurables devant l'exubérant catalogue des formules médicales.

La rage peut être guérie quelquefois par la sudation provoquée au moyen de la vapeur d'eau ; le diabète, la néphrite albumineuse, la plupart des diathèses seront plus efficacement attaqués par la gymnastique, la sudation méthodique, le massage, etc., que par une foule de médications administrées empiriquement ou d'après des notions incomplètes sur leurs effets physiologiques, de telle sorte qu'il serait souvent difficile de dire si leur usage n'est pas plus nuisible qu'utile et si une sage expectation ne leur serait pas préférable.

Il nous semble que l'hygiène privée fait des progrès sensibles depuis quelques années. Les immenses travaux qui ont été faits pour améliorer l'hygiène publique ont éveillé la sollicitude des individus pour leur hygiène personnelle. Ce genre de progrès se traduit pratiquement par la multiplication considérable des bains de vapeur dans tous les quartiers du nouveau Paris.

Chaque saison d'été voit augmenter aussi le nombre des bains froids établis sur les rives de la Seine. Néanmoins, nous sommes encore bien éloignés du luxe des institutions balnéiques de l'ancienne Rome. Je ne désire pas ce luxe antique, je fais même des vœux pour que le progrès de notre civilisation ne s'engage jamais dans la voie qui conduirait à la *balnéomanie* romaine; mais je désire que le bain passe dans les habitudes hygiéniques de toutes les classes de la société. Il ne peut en être ainsi tant que le prix d'un bain simple restera au taux où nous le voyons aujourd'hui.

Beaucoup de travailleurs, ceux principalement qui auraient le plus besoin de se baigner, ne peuvent pas dépenser 60 centimes plusieurs fois par semaine. Il reste sur ce point quelque chose à faire. L'administration le sait fort bien, puisqu'elle essaya, il y a quelques années, d'établir des bains publics à prix réduits (30 centimes). Cette tentative, éminemment philanthropique, n'a pas eu le moindre succès, tandis que la même idée appliquée aux lavoirs publics a parfaitement réussi, grâce à la direction pratique que sut leur donner le fondateur de ces établissements, l'éminent chimiste M. Dumas, aujourd'hui sénateur.

Mais si les bains simples sont relativement trop dispendieux pour certaines classes de la société, que dirons-nous des autres espèces de bains dont le prix, en moyenne, est souvent trois fois plus élevé ?

L'administration des hôpitaux distribue journellement un grand nombre de cartes de bains sulfureux, de bains alcalins, de bains de vapeur, etc., mais cette distribution, destinée *aux malades du dehors*, ne saurait répondre à tous les besoins de l'hygiène privée dans les classes pauvres.

Il est une catégorie de bains qui, bien aménagés, rendraient des services inappréciables à l'hygiène et à la thérapeutique, ce sont ceux qui provoquent la sudation. Ces bains sont improprement désignés sous le nom générique de bains de vapeur.

Les bains, en effet, qui produisent leur effet utile en exagérant les sueurs, ne sont, pour ainsi dire, jamais composés de vapeur d'eau proprement dite ; ce sont tantôt des bains d'air chaud (étuve sèche), tantôt des bains d'eau pulvérisée et entraînée par un courant d'air chaud (bains hydrofères), tantôt enfin des bains de vapeur d'eau *en voie de condensation* (étuve humide).

Bien que l'on ait toujours donné le nom de bain de vapeur à cette dernière variété, il est bien démontré que pas une installation balnéique ancienne n'a pu fournir une *atmosphère d'eau à l'état gazeux*, susceptible de constituer un bain pendant un temps suffisamment long. Dans toutes les étuves ou boîtes, l'eau se condense immédiatement, et il en a toujours été ainsi, excepté dans le cas où les boîtes et les étuves étaient chauffées par le calorique rayonnant, cas qui n'appartiennent plus aux bains de vapeur, mais au bain d'air chaud, dont nous dirons un mot plus tard.

Nous avons déjà vu, à propos des bains romains (*balnearia*), qu'une des sept pièces (le *tepidarium*) était destinée à faire suer. Le *tepidarium* est tantôt désigné sous le nom d'étuve sèche, tantôt sous celui d'étuve humide, d'où l'on peut conclure que le *balnearia* possédait une étuve sèche, directement chauffée par le calorique rayonnant du poêle, et une étuve humide, recevant directement de la vapeur d'eau. Cette dernière étuve était arrondie au compas et recevait la vapeur par son centre ; la première, de même forme (*laconicum*), était peut-être le vestiaire ou garde-robe.

Peu à peu les bains romains se simplifièrent, et il nous semble qu'il ne resta bientôt plus que les deux pièces du *tepidarium*. Telle nous paraît avoir été l'origine commune des bains turcs, des bains égyptiens, des bains russes et de nos bains de vapeur.

Le bain égyptien diffère peu du bain turc. On passe successivement dans une étuve sèche, où l'on reste deux ou trois minutes ; de là dans une étuve humide, où l'on séjourne vingt ou trente minutes ; puis dans une troisième pièce, où l'on reçoit une vigoureuse friction, pour terminer par une douche modérément chaude.

Des bains russes sont des modèles d'étuves humides. Ils sont composés d'une salle bien close où se trouve un vaste fourneau garni d'une plaque en fer rougie par un feu ardent et recouverte de cailloux que la chaleur rend incandescents. Toutes les cinq minutes, on verse sur les cailloux un seau d'eau froide, qui se vaporise instantanément; la salle se remplit de vapeur humide; et la température s'élève de 45 à 50 degrés centigrades. Le baigneur, couché sur une banquette, est bientôt inondé de sueur. Alors on le frotte vigoureusement et on l'arrose d'abord avec de l'eau tiède, puis avec de l'eau froide, l'exposant ainsi brusquement à des températures extrêmes.

Les bains de vapeur de nos établissements sont composés d'une salle qui sert d'étuve et d'un générateur qui conduit directement la vapeur d'eau dans cette étuve, sans lui faire subir aucune préparation destinée à la débarrasser des gouttelettes d'eau chaude qu'elle entraîne et à la diviser en fines projections, comme cela conviendrait. Aussi nos installations balnéiques pour le bain de vapeur, même dans les établissements qui passent pour servir de modèles, sont aussi défectueuses que possible, et contribuent, bien plus qu'on ne le croit, à discréditer ce genre de bains.

Le baigneur, dans nos étuves, est inondé par l'eau de condensation; il est, de plus, incommodé par la vapeur qui pénètre dans les voies respiratoires et par la chaleur qu'abandonne la vapeur en se condensant;

ces bains, en un mot, ne méritent pas le nom qu'ils portent.

Nous verrons, dans un autre chapitre, qu'il n'est pas indifférent que le bain soit pris dans une atmosphère d'air chaud, d'air humide, de vapeurs sèches ou de vapeur d'eau proprement dite. C'est pour ne pas avoir tenu compte de ces nuances que la plus regrettable confusion a si longtemps régné dans les applications thérapeutiques des bains dits de vapeur.

Quand l'atmosphère de l'étuve est mal supportée, on administre ces bains dans une boîte qui donne la facilité de tenir la tête du malade hors de l'étuve. Ce même système permet d'appliquer des fumigations irritantes et même vénéneuses pour les voies respiratoires.

Lorsque le malade ne peut pas quitter le lit, on a recours à des appareils portatifs. J'ai fait de tous ces appareils, dont on trouvera la description dans l'arsenal de chirurgie contemporaine de Gaujot, 1867 (1), une étude spéciale, qui m'a convaincu que pas un seul ne remplit les conditions les plus élémentaires pour permettre l'administration d'un véritable bain de vapeur.

C'est cette conviction, jointe à la certitude que ces bains, scientifiquement organisés, peuvent rendre

---

(1) Voir aussi le commencement du rapport de M. Poggiale, *Bulletin de l'Académie Impériale de Médecine*, t. XXXII, p. 517.

de grands services à l'hygiène et à la thérapeutique,
qui m'a fait entreprendre une longue série d'études
pratiques sur ce sujet. Je crois avoir complétement
atteint le but pour l'appareil portatif destiné à donner des bains de vapeur dans le lit. Je me propose
de résoudre le même problème de la vapeur qui ne
se *condense pas*, pour les étuves des établissements
publics.

CHAPITRE II

Des différentes propriétés de la Vapeur d'eau, selon son mode de génération et de distribution.

Pour bien faire comprendre les effets produits au moyen de mon appareil, je crois devoir donner tout d'abord quelques renseignements sur les différentes propriétés de la vapeur d'eau, variable selon son mode de génération et de distribution. Ces détails, que beaucoup de médecins peuvent ignorer, seront très-utiles pour l'intelligence de la solution du problème que j'ai définitivement résolu par la construction de *l'appareil vaporifère.*

Nous avons déjà vu que les bains d'eau vaporisée étaient appliqués à la médecine bien des siècles avant que la science eût songé à utiliser pour l'industrie la puissance expansive de la vapeur.

Quelques années d'études ont suffi pour faire à la mécanique industrielle les plus heureuses applications de la vapeur, tandis que l'art du bain de vapeur n'a rien gagné et se trouve aujourd'hui dans les mêmes conditions d'infériorité relative qu'au temps des civilisations antiques. Ce retard dans un genre de progrès qui aurait dû devancer tous les autres, en raison de son objet, s'explique par l'insouciance des médecins en général, qui ont constamment abandonné le perfectionnement des moyens physiques, appliqués à la thérapeutique, aux soins de mécaniciens ou d'industriels qui ne pouvaient que s'égarer, ne connaissant que très-imparfaitement le but qu'il s'agissait d'atteindre. Aussi, pour ce qui concerne le bain de vapeur, je ne crains pas d'affirmer qu'avant les derniers perfectionnements apportés à mon appareil, on n'avait jamais su prendre un véritable bain dans un milieu gazeux constitué par de la vapeur d'eau.

En effet, que le bain, dit de vapeur, soit pris dans une boîte ou dans une étuve, avec les meilleures installations connues, comme celles des bains égyptiens, par exemple, si bien organisés en Angleterre, le malade est constamment plongé dans un bain de vapeur humide, c'est-à-dire dans de l'eau en *voie de condensation*. Les inconvénients de ce genre de bain sont nombreux. D'abord la condensation abandonne brusquement un excès de calorique qui se trouve mal distribué et incommode le baigneur.

La vapeur condensée couvre la surface du corps d'une couche d'eau qui glisse sur l'épiderme, parce qu'elle est impuissante à dissoudre les matières grasses qui protégent les cellules épidermiques. Cette eau de condensation s'oppose à une sudation abondante, et, de plus, en se mélangeant à la sueur, elle empêche ce produit de sécrétion de ramollir les vieilles cellules épidermiques, et par cela même de disposer le tégument externe à l'absorption médicamenteuse.

Ces deux effets, sudation abondante et préparatoire du tégument à l'absorption, sont complétement obtenus par l'usage du bain de vapeur, que nous préconisons.

Tout le monde sait que la vapeur ordinaire est de l'eau rendue gazeuse à une température de cent degrés centigrades. Lorsque l'eau est portée à l'ébullition sans autre condition de chauffage et de distribution, la vapeur qui se dégage est désignée par les dénominations de vapeur saturée, de vapeur humide ; tandis que cette même vapeur, reçue dans un récipient pour y subir de nouveau l'action du calorique, porte les noms de vapeur surchauffée, de vapeur relativement sèche.

Pour générer la vapeur humide, il suffit de faire bouillir l'eau à la pression atmosphérique et de conduire le produit de la vaporisation dans une étuve, une caisse ou une boîte. Dans tous ces cas, la vapeur humide, déjà chargée de gouttelettes aqueuses, se condense au contact immédiat des corps qu'elle rencontre ; aussi voyons-nous les parois des étuves et des caisses à bains ruisseler par le fait de cette condensation. Ce phénomène a pour résultat, comme nous l'avons dit, de mouiller immédiatement la personne qui prend le bain, et qui, de fait, ne reste pour ainsi dire pas au contact de la vapeur, à cause de cette rapide condensation, dont le moindre inconvénient est une distribution très-irrégulière du calorique.

La vapeur surchauffée subit de nouveau l'action de la chaleur après avoir été générée comme la vapeur ordinaire. Elle diffère de la vapeur ordinaire en ce qu'elle est complétement privée de gouttelettes aqueuses, ce qui lui a valu le nom de *vapeur sèche*. De plus, elle a moins de tendance à se condenser et par cela même à abandonner de son calorique.

On comprend déjà que le vrai bain de vapeur serait celui dont la vapeur réunirait les propriétés de celle dite *surchauffée*, c'est-à-dire qui permettrait de plonger le baigneur dans une véritable atmosphère de vapeur d'eau, qui ne se condenserait pas et qui n'abandonnerait que lentement son calorique, au point de ne communiquer à la peau qu'une chaleur graduellement croissante, facile à supporter. Tel est, en effet, le résultat obtenu au moyen de mon *appareil vaporifère*, bien que la vapeur mise en usage ne soit pas en réalité *surchauffée* dans le sens technique du mot. Elle ne subit, en effet, qu'un *surchauffage* insignifiant, puisqu'elle est générée dans une seule bouilloire, d'où elle s'échappe à la faible pression d'un septième d'atmosphère. Elle arrive ensuite dans un système de baignoire demi-cylindrique que l'on place sur un lit. Le squelette de cette baignoire est formé par des tubes que parcourt la vapeur avant de s'échapper dans l'espace qu'elle circonscrit. Cet espace est limité par une bâche en coutil qui retient la vapeur au contact du malade.

Au moment où la vapeur pénètre dans la baignoire, tous les tubes sont déjà chauffés par la condensation des premiers jets destinés à établir une sorte d'équilibre de température. On voit que cette disposition n'a rien de commun avec celle des appareils destinés à générer de la vapeur surchauffée ; cependant j'appelle toute l'attention du lecteur sur ce qui va se passer.

La vapeur remplit la baignoire et s'y accumule jusqu'à une certaine pression. Alors elle s'échappe à travers le tissu de coutil, et il s'établit autour du malade un véritable courant de vapeur, qui reste sous une forme à peu près gazeuse. Ce qu'il y a de bien remarquable, ainsi que je l'ai déjà dit dans deux mémoires lus à l'Académie de médecine, c'est que, tout en séjournant dans l'appareil, elle semble avoir perdu la faculté de se condenser. A cette époque, j'ai énoncé le fait sans avoir la prétention d'en expliquer la cause d'une manière absolue. Voici ce que l'expérience nous permet de constater : si l'on place la baignoire à vide sur un lit, on peut y faire pénétrer indéfiniment la vapeur en renouvelant l'eau de la bouilloire, et cependant les parois de la baignoire-étuve et le lit ne seront jamais mouillés. Bien plus, si on mouille l'étuve et le lit, le courant de vapeur les sèche rapidement. On peut être sûr que l'eau qui ruisselle de toute part, lorsqu'un baigneur est dans l'étuve, ne doit être attribuée qu'à la sudation, car il est bien démontré que la vapeur générée par l'appareil reste à l'état gazeux pendant toute la durée de l'opération.

Cette assertion semble d'abord paradoxale, et en opposition avec les lois les plus élémentaires de la physique ; aussi, lors de ma première lecture à l'Académie impériale de médecine (1863), ce passage de mon mémoire provoqua de suite un sourire d'incrédulité parmi mes savants auditeurs, et mon travail fut renvoyé de suite au comité de *la fièvre jaune*, parce que j'avais signalé dans mon mémoire quelques cas de guérison de ce terrible fléau par la sudation profuse.

Quatre ans après (1867), à la suite de la lecture d'un second mémoire, une commission spéciale fut nommée pour examiner la construction et le fonctionnement de mon appareil.

Nous avons déjà dit dans l'introduction que cette commission, composée de MM. Poiseuille, le baron Larrey et Poggiale, rapporteur, fut favorable à mon invention.

Après avoir constaté, comme tous les autres expérimentateurs, qu'avec mon appareil le lit n'est jamais mouillé, M. Poggiale pense pouvoir affirmer que cela tient à la faible quantité de vapeur qui passe dans l'étuve; « la plus grande partie de l'eau vaporisée se condensant dans les tubes, » dit le savant rapporteur.

Les chiffres suivants me semblent établir l'insuffisance de cette explication. En effet, un bain ordinaire dure une demi-heure. Pendant ce temps, deux litres d'eau sont réduits en vapeur : 700 grammes de cette eau se condensent dans les tubes, et 1,300 grammes passent dans l'étuve à l'état de vapeur. Ces 1,300 grammes d'eau représentent environ 2,200 litres de vapeur, qui circulent autour du malade et dans le lit en trente minutes. Il nous semble que cette quantité de molécules aqueuses suffirait pour mouiller le lit, si elle repassait immédiatement à l'état liquide. Ce n'est pas tout, si on continue l'opération pendant la seconde demi-heure, les tubes étant chauffés, il se condensera moitié moins d'eau, et comme la vaporisation dans la bouilloire continue toujours en raison de quatre litres à l'heure, on augmente d'autant la quantité de vapeur qui pénètre dans l'étuve : si l'on continue l'opération indéfiniment, on arrive à faire passer des centaines de mille litres de vapeur dans l'étuve et le lit, qui ne sont pas plus mouillés que pendant la première demi-heure. L'explication, qui s'appuie sur le passage d'une quantité de vapeur insuffisante pour mouiller, est donc en désaccord formel avec l'expérience.

Ai-je besoin d'ajouter que, dans l'unité de temps, mon appareil vaporise le double d'eau que les divers appareils portatifs, dont l'eau de condensation inonde le lit et le malade. Cependant, il pénètre beaucoup de vapeur dans l'étuve, puisque les deux thermomètres du psydromètre s'arrêtent au même degré, et qu'un corps froid qu'on introduit par les manches de la bâche se couvre, en une seconde, d'eau de condensation. On ne saurait nier que le baigneur ne soit plongé dans une atmosphère de vapeur humide, qui ne se condense pas et qui ne brûle pas. On comprend que la vapeur qui ne se condense pas cède peu de calorique. Cependant, à mesure qu'elle s'accumule, la température s'élève, mais il est toujours facile de graduer le degré de chaleur que l'on désire au moyen du robinet graduateur.

N'ayant jamais eu la prétention de résoudre un problème de physique, je me suis préoccupé des effets utiles de mon appareil, sans chercher à expliquer, d'après des lois connues, pourquoi la vapeur générée reste à l'état pour ainsi dire gazeux, dans un milieu dont la température est relativement basse. La non-condensation de la vapeur à cette température et son contact indifférent sur la peau, et même la muqueuse des voies respiratoires, sont des phénomènes aussi complexes que l'ensemble des résultats fournis par la presse hydraulique, mais pas réellement en décaccord avec les lois de la nature.

Aujourd'hui, je dois quelques explications de plus aux lecteurs qui pourraient avoir recours à l'appareil vaporifère dans un but scientifique, pour recueillir et analyser les produits de l'excrétion cutanée, ou, dans un but thérapeutique pour provoquer des sueurs critiques, soit pour faire absorber certains médicaments.

Je commencerai par indiquer rapidement les conditions que doit remplir l'appareil pour générer de la vapeur qui ne se condense pas dans l'étuve, puis je formulerai l'explication la plus probable de ce phénomène.

Pour que l'appareil vaporifère fonctionne comme nous venons de le dire, il faut absolument que toutes ses parties constituantes aient la disposition générale que je suis parvenu à lui donner à force de tâtonnements et de perfectionnements successifs. A la plus légère modification de cette disposition, l'harmonie de l'appareil est rompue, la vapeur se condense sur les parois de l'étuve, mouille le lit, brûle le baigneur, on a tous les inconvénients, en un mot, des appareils ordinaires, qui, chose étrange, ont été utilisés si longtemps, sans que les médecins aient cherché sérieusement à les améliorer.

Ainsi, il est nécessaire que la vapeur générée subisse un certain degré de pression et de surchauffage dans la bouilloire, avant de circuler dans le système de tubes qui composent l'étuve. C'est même à la disposition de ces tubes que mon appareil doit ses principales propriétés. Les uns forment la charpente du

dôme de l'étuve, et sont surtout destinés à établir
l'équilibre de température par rayonnement; les
autres, placés longitudinalement à la partie inférieure, reçoivent la vapeur des précédents et surtout
l'eau de condensation qui se déverse dans un vase
placé du côté des pieds du lit. Au moyen de cette
disposition, la vapeur se dépouille d'abord de toutes
les particules aqueuses. Mais ce n'est pas la seule
préparation qu'elle ait à subir avant de pénétrer dans
l'étuve. Elle est forcée de franchir, sous une certaine
pression, de petits orifices percés à la circonférence
supérieure du tube que je nommerai subdiviseur, et
de se tamiser en quelque sorte par ces petits cribles.
Ainsi divisée et desséchée, elle s'accumule dans l'é-
tuve ou baignoire, qui est elle-même limitée par la
bâche, dont la porosité présente un rapport nécessaire avec la quantité de vapeur générée et la capacité de l'étuve. Aussi la vapeur accumulée à une certaine pression traverse facilement le tissu de la bâche
et se répand dans l'air ambiant.

Si l'on dérange cette succession de conditions,
c'est-à-dire si l'on change les rapports qui existent
entre la quantité de vapeur générée et la capacité de
l'étuve, le calibre et l'épaisseur des tubes, le diamètre des cribles de dégagement, le degré de porosité de la bâche, etc., l'harmonie fonctionnelle de
l'appareil est détruite.

C'est encore à l'harmonie qui existe entre le degré
de saturation et la température de l'étuve qu'il faut

demander l'explication de la non-condensation de la vapeur dans l'*appareil vaporifère*.

Quelle que soit, du reste, l'explication que l'on donne de ce phénomène, il n'en reste pas moins bien acquis, comme mes confrères pourront s'en convaincre *de visu*, que mon système est le seul qui ait fourni jusqu'ici le moyen de prendre un *véritable* bain de vapeur. J'affirme que tous les autres systèmes employés dans les maisons de bains, et les divers appareils portatifs dont on fait habituellement usage, ne peuvent fournir que des bains d'air chaud ou d'un mélange d'air chaud, de gaz délétères et de vapeur humide en voie de condensation. Qu'aucun de ces *circumfusa* ne saurait produire sur la peau, et médiatement sur l'économie, les mêmes effets que la vapeur d'eau proprement dite, ainsi que nous l'établirons dans le chapitre suivant. Nous pensons pouvoir conclure, d'après des faits nombreux, que notre appareil, en donnant à la vapeur d'eau des propriétés inhérentes à son mode de génération et de distribution, est destiné à faire une révolution utile dans l'art du bain de vapeur appliqué à l'hygiène et à la thérapeutique.

CHAPITRE III

Effets physiologiques du bain de vapeur.

Nous aurons principalement en vue dans ce chapitre les effets du bain de vapeur administré au moyen de l'appareil vaporifère, puisqu'il est convenu qu'on n'a pas expérimenté avant nous avec la vapeur *proprement dite,* mais avec la vapeur qui se condense. Aussi les effets que nous aurons à constater diffèrent-ils, sous beaucoup de rapports, des résultats enregistrés dans les traités spéciaux et même dans l'excellent article du nouveau *Dictionnaire de Médecine et de Chirurgie pratiques*, où M. Oré a très-bien résumé l'état de la science sur la balnéation. M. Oré a surtout discuté, à propos de la physiologie des bains, la question, toujours controversée, de l'absorption des liquides et des substances solubles par la peau de l'homme. Après avoir cité l'opinion de Haller, qui avait admis que la peau *pompait* l'eau des bains, celle de Séguin, qui conteste le fait, l'auteur de l'article analyse les expériences du professeur Westrumb, qui conclut : « que l'organe cutané est doué d'une faculté d'absorption indéterminée ; il peut admettre et introduire dans le torrent de la circulation toutes sortes de substances, depuis le moindre jusqu'au plus haut degré de fluidité, pourvu qu'elles soient solubles. »

Bérard admettait les conclusions de Westrumb. M. Oré affirme que les expériences de Westrumb manquent d'exactitude, et que, loin de trancher la question, elles laissent l'esprit de l'observateur dans un doute légitime.

Passant en revue les expériences de Delore et de Parisot, peu favorables à l'absorption par le tégument externe, celles de Gubler, qui n'ont été favorables à cette opinion que lorsque l'épiderme avait été détruit, celles enfin de Homolle, Duriau, Reveil, L. Hébert, Demarquay, etc., par lesquelles il est établi que les substances salines, tenues en dissolution dans le bain, ne sont pas absorbées par la peau, M. Oré conclut que, dans l'état actuel de la science, il faut admettre que, pendant le bain, ni l'eau, ni les substances salines (iodure de potassium, chlorate de potasse, carbonate de soude, etc.,), ni les substances végétales (belladone, digitale) ne passent dans le torrent circulatoire, que les bains d'eau « n'ont qu'une *action* de contact, qui variera suivant la nature des substances en dissolution. »

Ces dernières conclusions sont l'expression rigoureuse des faits ; aussi nous n'avons aucune objection à faire sur la logique du travail de M. Oré. Cet auteur a très-nettement exposé, sans la résoudre, l'état de la question sur l'absorption cutanée ; nous lui reprocherons seulement de renfermer toute la physiologie du bain dans cette discussion.

Envisageant cette étude à un autre point de vue, nous devons entrer dans des détails que l'auteur de l'article du *Dictionnaire* a cru devoir négliger. Et d'abord, revenons à la question de l'absorption par la peau des substances solubles. Pour résoudre le problème de l'absorption des médicaments par le tégument externe, il était parfaitement inutile d'instituer les laborieuses expériences consignées dans les nombreux mémoires qui ont paru depuis quelques années.

Il suffisait d'interroger les faits de l'histologie la plus élémentaire pour pouvoir affirmer d'avance que la couche superficielle de l'épithélium épidermique doit s'opposer invinciblement à toute absorption, tandis que sa couche profonde présente toutes les conditions organiques nécessaires pour favoriser une absorption aussi rapide qu'énergique.

On a trop oublié, dans ces recherches expérimentales, que le tégument externe est aussi bien un organe de protection qu'un organe d'exhalation et d'absorption. Il n'est même absorbant qu'accidentellement lorsqu'il cesse d'être suffisamment protecteur. La protection est exercée par la couche carnée de l'épithélium stratifié, c'est-à-dire par la couche superficielle de l'épiderme, couche formée de vieilles cellules aplaties, desséchées, privées de noyaux, ayant par conséquent perdu toute activité, et étant devenues par cela même impropres à absorber, dans le sens physiologique du mot.

Dans les conditions ordinaires du bain simple, ces cellules ne sont même pas imbibées par l'eau, ce qui explique surabondamment les effets négatifs de la plupart des expériences sur l'absorption. Ce phénomène est dû à la fois au mode de connexion des cellules entre elles, qui sont unies par une sorte de ciment insoluble qui rend leur désagrégation très-difficile, et à une véritable lubrifaction par des matières grasses qui les rend imperméables.

Il résulte de cette disposition que toute la surface du corps est revêtue par une membrane formant, au-dessus de la couche des cellules *actives*, immédiatement sous-jacente, un vernis qui protége à la fois ces cellules et les terminaisons nerveuses.

Ce vernis, formé de vieilles cellules, ne recouvre pas seulement les dépressions et les saillies de la surface tégumentaire, il s'engage dans les conduits excréteurs des glandes, jusqu'à une certaine profondeur, de telle sorte que les orifices de ces conduits sont en partie dissimulés, par ce revêtement de vieilles cellules épithéliales. On comprend, dès lors, que tout liquide qui ne dissout pas les substances grasses imprégnant les cellules ne *mouillera* pas la peau, et, par conséquent, ne pénétrera pas par simple imbibition jusqu'à la couche des cellules *actives* de l'épiderme.

Aussi, lorsqu'on sort d'un bain simple, il est facile de constater, même à l'œil nu, que les gouttelettes d'eau n'adhèrent pas, qu'elles glissent sur une surface grasse. Cependant, si le bain est prolongé, l'épiderme finit par se mouiller et même se gonfler aux pieds et aux mains. Ce phénomène est dû, non pas à l'épaisseur plus grande de l'épiderme sur ces régions, mais à la confluence des glandes sudoripares et à l'absence des follicules sébacés.

L'abondance de la sueur empêche, d'une part, le ciment intercellulaire d'agréger aussi solidement qu'ailleurs les cellules superficielles de l'épiderme, tandis que, d'autre part, la matière grasse qui les rend imperméables, faisant à peu près défaut, laisse le liquide du bain imbiber la couche des cellules *inactives*. L'eau peut ainsi de proche en proche arriver par hydrotomie jusqu'aux cellules *actives*, c'est-à-dire jusqu'aux cellules vivantes, qui possèdent au plus haut degré la propriété d'absorber, et l'on conçoit que Sympson ait pu, dans une circonstance, constater une absorption tellement abondante pendant un bain de pieds, qu'il a pu apprécier un abaissement notable du niveau de l'eau, comme je l'ai fait observer dans une brochure publiée en 1860.

Dès que l'eau pénètre par imbibition jusqu'aux cellules actives, l'absorption des substances solubles cristallisables est rendue possible ; car les couches superficielles des vieilles cellules permettent la diffusion ou la dialyse des cristalloïdes. Aussi quelques expérimentateurs ont afffirmé, avec raison, que la pénétration de certaines substances dissoutes dans le bain avait lieu par la plante des pieds et la paume des mains, aussi bien qu'au pourtour des orifices naturels, où quelques cellules *actives* sont à la surface et mises au contact du liquide du bain.

D'après ce qui précède, il nous semble que l'absorption par le tégument externe ne doit pas être étudiée au chapitre de la physiologie des bains ordinaires, puisqu'une des principales fonctions de la peau est de s'opposer à la pénétration dans l'économie des *circumfusa* en général. Ces bains ont, au contraire, pour effet de diminuer les pertes de l'organisme, puisqu'il est prouvé que le corps perd moins de son poids dans l'eau que dans l'air atmosphérique (Séguin), et d'abaisser la température, de produire une véritable *défervescence* artificielle, d'où leur utilité incontestable dans la fièvre, lorsque aucune contre-indication ne s'oppose à leur emploi.

Les bains de vapeur, tels que nous les administrons, produisent des phénomènes inverses. Sous l'influence de ces bains, l'absorption cutanée devient très-énergique à un moment donné ; les sueurs, dont on peut gráduer l'abondance, font éprouver, en très-peu de temps, des pertes considérables à l'organisme, et la température subit toujours une légère élévation.

Établissons d'abord les faits, nous chercherons ensuite l'explication physiologique de ces phénomènes.

Aucun fait de thérapeutique expérimentale n'est mieux démontré pour nous que l'absorption par la peau de tous les médicaments solubles dans *l'eau* ou dans la *sueur*. Nous avons résolu définitivement ce problème toujours si discuté, et le fait est d'une telle évidence qu'il suffira aux expérimentateurs non convaincus de répéter une seule fois nos expériences pour se ranger à notre opinion. Pour cela il suffit, après être resté une demi-heure dans l'étuve, d'appliquer sur toute la région antérieure du thorax, préalablement frictionnée avec une serviette pour enlever les cellules épithéliales, ramollies et désintégrées, une solution médicamenteuse convenablement concentrée.

Il faut, en effet, que la solution soit assez étendue pour qu'elle ne possède pas d'action trop astringente et encore moins d'action caustique. Cette application se fait sous forme de lotions, de frictions et, bien mieux, de *badigeonnages successifs*.

Une demi-heure et souvent quelques minutes après, on constate que le médicament a pénétré dans l'économie. J'ai fait souvent sur moi-même des expériences avec l'extrait de belladone et le sulfate de strychnine : en moins de dix minutes j'éprouvais, dans l'étuve même, des troubles de la vue et des secousses dans les muscles. Quand je me servais du sulfate de quinine, j'avais des bourdonnements d'oreilles, également en quelques minutes, ce qu'on ne saurait obtenir dans le même espace de temps quand le sel quinique est introduit par la voie des muqueuses.

Tous les praticiens comprendront l'avantage qu'il peut y avoir, dans certains cas, à introduire dans l'économie les médicaments *héroïques* par la voie qui active le plus leur action thérapeutique. Le sulfate de quinine, par exemple, ne semble influencer les troubles produits par le miasme paludéen que quelques heures après son introduction dans l'économie par la muqueuse gastrique. Si son action est plus rapide, ce qui n'est pas douteux pour moi, lorsqu'il pénètre dans le torrent circulatoire par le réseau capillaire cutané, il y aura toujours avantage à recourir à cette méthode dans la forme pernicieuse des fièvres à quinquina, forme si fréquente et si rapidement mortelle dans les pays chauds. Il en sera de même quand les fonctions digestives seront troublées par l'usage de certains médicaments. Pour l'administration du sulfate de quinine, on peut ne pas recourir à la solution acide, et se contenter de l'appliquer directement sur la région par où on veut le faire absorber, et de l'étaler en frottant avec la pulpe des doigts : on mélange ainsi le sel avec la sueur qui sort abondamment à cette période de l'opération et qui le dissout apparemment, puisqu'il est absorbé comme quand on fait usage de sa solution.

J'indique de préférence les régions épigastrique
et près-sternale pour ces applications médicamenteuses, à cause de la facilité qu'elles offrent au malade de pouvoir les faire lui-même et surtout de
pouvoir maintenir plus facilement les solutions et les
poudres au contact de la peau, en raison de la position horizontale que l'on peut garder dans l'étuve.

En sortant du bain, on constate déjà dans les
urines la présence des sels absorbés, tels que l'iodure
de potassium, et, cette élimination continuant à se
faire abondamment pendant toute la journée, on
peut en conclure que l'absorption a été active.

Je dois faire remarquer que souvent l'absorption
est languissante pendant le premier bain de vapeur.
Aussi quand on se propose de choisir le tégument
externe comme voie d'absorption médicamenteuse, il
convient de ne faire aucune application pendant le
premier bain destiné à *ouvrir* la peau.

Voilà donc le problème de l'absorption cutanée
résolu par l'expérimentation, c'est-à-dire par la seule
méthode qui mette la science médicale en possession
de faits positifs, de *faits acquis*, selon l'expression
consacrée dans le langage positiviste. Il faut bien se
garder de confondre ce phénomène avec ce qui se
passe dans les méthodes d'absorption dites endermi-
ques et hypodermiques, qui sont de véritables inoculations (1).

---

(1) Le jour même où M. Poggiale lisait son rapport sur mon

Dans ces divers cas, le *processus* physiologique, qu'on me pardonne ce mot, est tout à fait différent, et le résultat final qui se résume, en définitive, dans la pénétration au sein de l'organisme de substances médicamenteuses, diffère autant qu'un fait naturel peut différer d'un phénomène artificiel, malgré l'apparente analogie de leur but et de leur fin. En effet, les couches profondes d'une membrane composée d'épithélium stratifié sont destinées à la prolifération, c'est-à-dire à la reproduction incessante de la cellule épithéliale : les cellules superficielles, au contraire, sont destinées à absorber les liquides et les solides rendus solubles par dissolution, par émulsion ou

---

appareil à l'Académie impériale de médecine, M. Béclard lut un rapport sur un mémoire de M. Sales-Girons, intitulé : *la Thérapeutique respiratoire ou la voie bronchique comparée à la voie gastrique, eu égard à la meilleure administration des médicaments.* M. le rapporteur fait observer en terminant que « les surfaces intestinales et pulmonaires ne sont pas les seules voies par lesquelles on puisse faire pénétrer les médicaments dans l'économie. Il est une autre voie, d'un abord facile, partout répandue, ouverte de toutes parts, et qui a suggéré des méthodes thérapeutiques déjà consacrées par l'expérience. Je veux parler de la surface tégumentaire externe et des méthodes dites *épidermique, endermique* et *hypodermique.* »

Nous partageons complétement l'opinion de M. Béclard, et nous sommes disposé à donner la préférence à la méthode *épidermique;* mais il nous semble que les méthodes *endermique* et *hypodermique* sont plutôt des inoculations que des voies naturelles d'absorption.

par saponification. Mais les cellules immédiatement superficielles de l'épiderme cutané ne font plus partie de la stratification épithéliale *active*, elles ont perdu toute vitalité, par conséquent toute propriété physiologique, elles ne peuvent absorber. Bien plus, leurs conditions physiques les rendent imperméables à l'eau comme nous l'avons déja dit.

Pour que l'absorption puisse avoir lieu, il faut donc que cette couche des vieilles cellules, jouant le rôle d'un vernis protecteur, soit expulsée; alors les substances absorbables arrivant au contact immédiat des premières cellules *actives*, c'est-à-dire des cellules les plus superficielles, possédant encore tous leurs caractères histo'ogiques, un noyau intact et un protoplasma. Ces cellules jouissent des mêmes propriétés absorbantes que celles de la surface des muqueuses; peut-être absorbent-elles plus intégralement que les cellules correspondantes des surfaces muqueuses, parce que ces dernières sont constamment lubrifiées par un produit de sécrétion, le mucus, qui gêne plus ou moins l'absorption, et peut même l'entraver complétement, ainsi qu'on l'observe dans l'état saburral très-intense. Dans ce dernier cas, les saburres jouent, par rapport aux muqueuses, le même rôle protecteur que le vernis épidermique par rapport aux cellules absorbantes; dans l'un et l'autre cas, le *revêtement* inerte doit préalablement être enlevé pour que l'absorption puisse se faire.

Le revêtement inerte des muqueuses est expulsé par l'hypercrinie des évacuants ou des sécrétions critiques ; celui de la peau peut être détaché par une action mécanique comme le frottement, ou l'action d'un liquide dissolvant qui désintègre les cellules cornées et permet aux liquides de pénétrer jusqu'à la couche des cellules vivantes. Ce résultat, comme nous l'avons vu, ne peut être atteint par le bain simple, car la lubrifaction des vieilles cellules empêche l'imbibition aqueuse.

Le *savonnage* l'atteint partiellement et imparfaitement, comme le prouvent les expériences de Réveil, qui a constaté le passage dans les urines d'une petite quantité d'iodure de potassium absorbée par le bain, dans des cas où l'on avait préalablement pratiqué cette opération sur les membres inférieurs.

Nous pouvons affirmer que le savonnage est insuffisant pour détacher en entier la couche des cellules inertes. Le savon ordinaire, en effet, dissout assez difficilement les corps gras qui adhèrent à l'épiderme, comme on peut s'en assurer en plongeant le bras dans l'eau après un fort savonnage. On constate encore, dans ce cas, que l'eau mouille mal le tissu cutanée, et que les gouttes aqueuses glissent sur une surface grasse. De plus, le savon agit encore moins sur le *ciment* intercellulaire à une basse température, de telle sorte que peu de cellules se détachent lorsqu'on savonne la peau avec de l'eau tiède seulement. Toutes ces considérations suffisent pour expliquer l'insuffisance du *savonnage* quand on veut préparer la peau à l'absorption médicamenteuse.

Le frottement ou la friction énergique peut incontestablement détacher le vernis épidermique et préparer la peau à l'absorption.

On peut affirmer cependant que cette méthode ne sera jamais un moyen pratique, pour plusieurs raisons. D'abord il sera toujours impossible que la friction arrête son effet au seul revêtement inerte; souvent elle entamera la couche des cellules actives, et il en résultera une véritable *érosion* de la surface absorbante.

Or, tous les physiologistes, et encore mieux tous les cliniciens, savent que l'absorption ne se fait pas dans les mêmes conditions au niveau des *érosions* muqueuses et sur les surfaces muqueuses parfaitement indemnes d'érosions ou d'*ulcérations* épithéliales.

Certains principes sont facilement absorbés par les érosions, tandis que les cellules limitantes, arrivées à l'âge *parfait* d'élément absorbant, ne permettent pas leur passage dans l'économie. Il y a dans ces deux cas la même différence qu'entre l'absorption physiologique et l'inoculation. Dans l'absorption, l'élément anatomique s'incorpore la substance absorbée; dans l'inoculation, cette substance est imposée à l'élément qui s'en débarrasse, comme dans le premier cas, en le poussant de proche en proche dans l'économie; mais elle a déjà subi elle-même une atteinte morbide ; aussi voyons-nous toujours un état local succéder à l'inoculation, tandis que rien de semblable n'est observé dans l'absorption physiologique.

Souvent, quand la constitution du malade l'y prédispose, on voit des maladies de la peau, plus ou moins rebelles, succéder à des frictions pratiquées dans le but de faire absorber des médicaments. Ces accidents n'arrivent jamais quand la couche superficielle des cellules actives, n'est pas *entamée*, quand les cellules propres à absorber sont seules mises en contact avec les solutions médicamenteuses *convenablement* préparées, et c'est là précisément ce qui caractérise l'absorption que favorise notre bain de vapeur.

Par cette méthode, la couche inactive se sépare d'elle-même, par un phénomène aussi naturel que l'élimination d'un corps étranger sous l'influence d'une hypersécrétion humorale des tissus ambiants. Rien n'est plus facile à comprendre que ce mécanisme, rien n'est plus aisé que sa vérification expérimentale.

Nous avons déjà dit au second chapitre que la vapeur ne se condense pas dans l'étuve, qu'elle reste à l'état gazeux et s'accumule jusqu'à une certaine pression. Cette pression, facile à graduer, facilite à la fois le ramollissement de l'épiderme et l'absorption des médicaments.

On avait déjà constaté par la pratique des bains à

l'hydrofère et par la douche à jet continu, « tombant pendant plusieurs heures sur la peau de la région lombaire d'un cheval (Colin d'Alfort), » que les solutions salines pénétraient dans la circulation sous l'influence de la pression, en traversant les diverses couches de l'épiderme, et arrivaient de proche en proche jusqu'au contact du derme, où elle était absorbée. »

La pénétration de l'épiderme par la vapeur dite *sèche* est moins contestable encore que celle de l'eau pulvérisée. Non-seulement la vapeur pénètre les vieilles cellules épithéliales, elle ramollit en même temps la substance agglutinative qui les agrége en lamelles *membraniformes*. Après dix minutes de contact avec la vapeur, la surface de la peau est moite, douce au toucher, et le plus léger frottement détache des *rouleaux* de vieilles cellules épidermiques. Bientôt il s'établit une transpiration abondante, la sueur s'échappe à profusion de toute la surface cutanée.

Cette diaphorèse artificielle, qui va toujours croissant, ne tarde pas à s'accompagner de la desquamation générale de la peau, sous forme d'une épaisse couche de matière pultacée.

On constate au microscope que cette pulpe grisâtre est formée de lamelles épidermiques, hérissées sur l'une de leurs faces de prolongements cylindriques. Ces prolongements sont la conséquence des desquamations tubulées des conduits excréteurs des glandes sudoripares. Cette *quollication* du vernis épithélial est facile à comprendre. La sueur est un liquide complexe, possédant la propriété de ramollir, plus activement encore que la vapeur, les couches cornées de l'épiderme cutané. Tout le monde sait qu'il est facile d'enlever par le frottement une couche plus cu moins épaisse de ces vestiges épithéliaux, lorsque la peau est imprégnée par la sueur provoquée sous l'influence d'un exercice actif.

C'est même à cause de cette propriété éminemment utile du liquide sudoral que le tégument externe peut se débarrasser spontanément de l'excès de ces cellules sans le concours de soins hygiéniques spéciaux, tel qu'on l'observe chez les travailleurs, qui peuvent ainsi se passer de bains, contrairement aux gens oisifs, sans que la peau cesse de fonctionner. Si la sueur ne venait pas ramollir et détacher périodiquement les couches des lamelles épidermiques qui se stratifient vers l'orifice externe des conduits excréteurs des glandes, tous les pores de la peau ne tarderaient pas à être obstrués, et l'on prévoit facilement les désordres qui en seraient la conséquence.

N'est-ce pas par un mécanisme analogue que se produisent les pustules d'acné et certains kystes sébacés? Ne peut-on pas expliquer de même le développement des *sudamina* et des vésico-pustules au début des maladies aiguës, lorsqu'une transpiration abondante vient à se produire brusquement chez un malade, dont la sécheresse antérieure de la peau avait permis au vernis épithélial d'encombrer les orifices des canaux glandulaires ?

Dans le bain de vapeur les *sudamina* ne sauraient se produire, pour deux raisons : d'abord les cellules cornées commencent par être ramollies de dehors en dedans; ensuite, la sudation étant brusquement profuse, la sueur est excrétée sous une plus forte pression, d'où résulte à la fois un ramollissement plus rapide de dedans en dehors, et une sorte d'infiltration du liquide sudoral entre les cellules mortes, qui se laissent infiltrer, et les cellules vivantes, qui résistent à l'infiltration.

Les lamelles cornées, attaquées à leurs deux surfaces par deux fluides désintégrants, se séparent rapidement des couches profondes ; voilà pourquoi quelques minutes suffisent dans notre étuve pour desquamer les orifices des glandes sudorales, car c'est surtout au niveau de ces orifices que s'opère la désintégration épithéliale, comme on peut s'en assurer, après chaque bain, au moyen d'une forte loupe, qui permet de les reconnaître à une dépression entourée de petits lambeaux membraniformes flottants.

Là ne s'arrête pas l'effet local de la sudation : le flux sudoral prive en même temps l'épiderme d'une grande partie des matières grasses que les glandes sébassées déversent continuellement sur ses couches les plus superficielles.

Ces faits, que chacun pourra vérifier après nous, rendent un compte exact du mécanisme de l'absorp-

tion cutanée. dans nos bains. La peau ainsi débar-
rassée des matières grasses, par le bain, qui est en
définitive un mélange de vapeur et de *sueur*, dans
lequel l'épithélium *macère* pendant et après le bain,
est en même temps desquamée sur toute sa surface,
mais plus profondément à l'embouchure des glandes.
Il résulte de ces deux faits, qu'après cette opération,
le tégument externe se laisse *mouiller* par les *solutions* médicamenteuses qui se trouvent ainsi, principalement au niveau des orifices glandulaires, en
contact immédiat avec des cellules actives. Bien plus
ces orifices étant débarrassés des matières grasses, la
solution pénètre par capillarité dans le conduit des
glandes, et le champ de l'absorption se trouve ainsi
considérablement augmenté. Les effets physiologiques du bain de vapeur ne se bornent pas à favoriser l'absorption cutanée, on peut même dire que
ce n'est là qu'un effet accessoire.

L'effet principal est d'exagérer les fonctions de sécrétion de ce vaste émonctoire, c'est-à-dire les fonctions des glandes sudorifères et des glandes sébacées.
Ces deux ordres de glandes éliminent des produits
excrémentitiels, la sueur et le *sebum*. En favorisant
l'élimination de ces produits, le bain de vapeur con-
court puissamment à dépurer l'économie, puisqu'il
débarrasse les solides et les liquides des résidus de
la nutrition. Rien qu'à ce point de vue, le rôle physiologique du bain de vapeur mériterait de fixer
toute l'attention des hygiénistes.

Le bain de vapeur provoque une transpiration d'autant plus abondante qu'il communique à la peau une température plus élevée. La chaleur, en effet, active la circulation cutanée, d'où résulte une sécrétion plus énergique des glandes. On a dit que l'abondance des sécrétions était en rapport avec la quantité de chaleur transmise à l'économie, que le bain d'air chaud communique une plus forte somme de calorique que le bain de vapeur, la température ambiante restant la même, et que la première espèce de bain est cependant mieux supportée que la seconde, parce que la transpiration plus abondante, reprend une certaine somme de calorique par l'évaporation plus rapide, qui se fait dans l'air relativement sec.

Il nous semble que cette affirmation manque d'exactitude. Si le bain d'air chaud est mieux supporté que le bain de vapeur, cela tient à ce que la peau, et le tissu cellulaire surtout, sont de mauvais conducteurs du calorique, et que l'organisme se *défend* mieux de la chaleur sèche que de la chaleur humide.

La vapeur des bains administrés dans les établissements ordinaires se condense à la surface de la peau, et cède ainsi beaucoup de chaleur à l'organisme.

Si l'on ajoute à cela l'absence d'évaporation dans une atmosphère humide, on aura la raison physique du malaise plus considérable que l'on éprouve dans les bains de vapeur ordinaires, la température de l'étuve humide étant la même que celle de l'étuve sèche. (Delaroche et Berger.)

Tous ces inconvénients cessent avec notre appareil. La vapeur, ne se condensant pas, échauffe progressivement les tissus de la même manière que l'air chaud, et comme la sueur coule sur la peau sans subir l'évaporation, parce que l'étuve est saturée, il en résulte que l'économie subit toujours la température constante du milieu ambiant, que l'on peut graduer à volonté. De plus, nos bains sont d'autant mieux supportés que les voies respiratoires sont habituellement soustraites à l'action de la vapeur, à moins d'indications spéciales. Nos malades respirent constamment à l'air libre; ils boivent pendant le bain avec un tube recourbé en siphon pour ne pas se déranger, ce qui ne les empêche pas de transpirer de la tête autant que des autres parties du corps.

On peut, pendant le bain, recueillir sur la face assez de sueurs pour faire toutes les analyses désirables, et on est bien sûr, de cette manière, que la vapeur condensée n'est pas mélangée aux produits de la sudation.

Je ferai remarquer en passant, sans rien préjuger sur les analyses qui seront faites à l'avenir, que les sueurs varient beaucoup au point de vue de l'odeur et de la couleur, non-seulement dans les divers cas pathologiques, mais encore à l'état de santé, suivant le nombre de bains que l'on prend et la région où elle est recueillie. A l'état de santé, par exemple, dès qu'on a pris une quinzaine de bains, il n'est pas rare de voir les sueurs, qui deviennent de plus en plus abondantes, tacher le linge en jaune plus ou moins foncé. Il est inutile de dire que les sueurs des ictériques possèdent cette couleur tant que dure la coloration jaune de la peau, qui, du reste, diminue d'intensité à chaque bain, pour disparaître complétement en quelques séances.

Le bain de vapeur exagère manifestement la sécrétion des glandes sébacées : nous pensons même pouvoir affirmer que le changement de coloration des sueurs *physiologiques*, chez les individus qui ont pris une série de bains de vapeur, est dû au mélange de matières colorantes provenant de l'hypersécrétion du *sebum*.

Le sommeil qui survient parfois après le bain, pendant l'enveloppement, favorise beaucoup la sudation. Ce fait, affirmé pour la première fois par Sanctorius et réfuté par Reil, W. Huart et Valentin, est incontestable ; tous les observateurs constateront, comme nous, que le sommeil favorise la sécrétion de la sueur.

On devine aisément, d'après l'antagonisme qui existe entre les diverses sécrétions aqueuses, que l'exagération artificielle des sécrétions de la peau diminue l'activité fonctionnelle de l'intestin, du rein et du poumon. Cet antagonisme explique un grand nombre d'effets utiles du bain de vapeur dans les diverses affections de ces organes.

Les effets physiologiques du bain de vapeur ne se font pas sentir exclusivement sur les fonctions de la peau. Le fait même de la sudation modifie profondément la composition du liquide sanguin, qui se trouve perdre ainsi de l'eau, des sels minéraux et des matières excrémentitielles, telles que des gaz, des matières grasses et des acides organiques.

Comme la perte d'eau est brusquement très-considérable, il importe que cette eau soit restituée promptement, afin que le liquide sanguin ne soit pas modifié dans sa composition. — Lorsqu'on se propose de faire résorber un épanchement séreux, il est indiqué de tenir le malade *sur la soif* : on favorise ainsi la résorption du liquide épanché, car l'expérience a démontré que, dans toute spoliation aqueuse, les vaisseaux font immédiatement des emprunts de liquides à tous les tissus. Dans le choléra, par exemple, les collections liquides disparaissent souvent en quelques heures.

En dehors de ces cas particuliers, il faut se hâter de compenser les sueurs par l'ingestion d'eau pure pendant et après le bain. Il est bon de remarquer que l'eau donnée abondamment en boisson ne fait pas que compenser les pertes : lorsqu'elle est donnée en abondance, elle agit comme sédatif et comme dissolvant.

Cette double action explique les bons effets de cette médication dans les maladies générales, telles que la goutte et les fièvres graves.

En satisfaisant la polydipsie consécutive au bain de vapeur, on favorise la sudation et par cela même l'élimination de nombreux *produits excrémentitiels*, dont la rétention au sein de l'organisme devient la cause directe de la plupart des troubles fonctionnels, qui caractérisent les différentes formes de la fièvre.

Le bain de vapeur n'a pas seulement pour effet de modifier la composition du sang, il agit encore sur les conditions physiques de la circulation. Ainsi, il accélère les battements du cœur en diminuant la résistance des capillaires superficiels, comme l'ont démontré les expériences si précises de M. le docteur E. Marey, et, il élève sensiblement la température en communiquant directement de la chaleur aux tissus et en diminuant l'évaporation réfrigérante des sécrétions cutanées.

D'autre part, les analyses du sang et des sécrétions nous paraissent avoir suffisamment établi que cette accélération mécanique de la circulation n'a rien de commun avec la fièvre proprement dite, parce qu'elle n'est pas accompagnée d'une dénutrition appréciable. Le bain de vapeur qui ne dépasse pas une certaine température (de 40 à 45°) ne produit qu'une pseudo-fièvre, et c'est là ce qui explique pourquoi cette sudation abondante et répétée, loin d'affaiblir l'économie, améliore la nutrition en activant les fonctions trophiques dans de sages limites.

La sudation provoquée par une surcharge de tissus mauvais conducteurs du calorique (laine), de manière à produire ce qu'on appelle *la fièvre des couvertures*, diffère essentiellement de la sudation produite par la vapeur. Dans ce cas, l'élévation bien réelle de la température se fait aux dépens des tissus, c'est-à-dire par l'autophagie, ce qui explique le sentiment de faiblesse qui succède à l'emploi de cet étrange moyen de sudation.

Le bain d'air chaud mérite les mêmes reproches. Au commencement de nos recherches, nous avions fait construire une étuve sèche, c'est-à-dire une baignoire non percée de trous et chauffée par un courant continu de vapeur. Eh bien ! de quelque manière qu'on interprète les résultats, il reste acquis que la sudation ainsi obtenue fatigue rapidement et dégoûte les malades en quelques séances, tandis que le véritable bain de vapeur inspire un attrait toujours croissant.

Une des actions physiologiques les moins contestables de nos bains est leur action à la fois antispasmodique et hyposthénisantes.

Le système *nervo-musculaire* est influencé avec une telle sûreté d'effet que nous ne craignons pas d'affirmer que la *sudation formulée* ne soit le plus actif des antispasmodiques. Nous verrons dans le chapitre suivant qu'elle fait cesser les crampes et les vomissements du choléra, l'œsophagisme de l'hydrophobie, les convulsions toniques du tétanos.

La douche de vapeur bien *graduée* et bien dirigée sur le trajet d'un nerf douloureux, sur une région douloureuse, par hyperesthésie (névrose) ou par inflammation (goutte, arthrite, phlegmon au début), calme rapidement la douleur névralgique et inflammatoire, et favorise en même temps la délitescence dans le dernier cas, en rétablissant, sans doute, la circulation momentanément troublée.

Nous ne prétendons pas dire que les bains de vapeur guérissent toutes les maladies dont les convulsions, la douleur et l'inflammation constituent les symptômes prédominants, ce serait une affirmation ridicule; nous constatons que les effets physiologiques de ces bains ont pour résulat de faire cesser ces symptômes, qu'il est toujours bon de combattre. Du reste, toutes les médications n'ont-elles pas pour but d'attaquer des symptômes? Quelles sont celles qui attaquent la maladie dans son essence et qui agissent autrement que par des effets physiologiques? La médication physiologique n'est-elle pas l'unique but de la médecine rationnelle et véritablement scientifique à la fois?

M. le docteur Tortivel, dans le *Dictionnaire encyclopédique des Sciences médicales* vient de prêter l'autorité de son nom, à la défense de cette manière de voir à propos de l'article *Bain*. Je ne puis mieux terminer ce chapitre qu'en transcrivant les phrases suivantes, relatives aux bains de vapeur :

« C'est par la combinaison intelligente et la sage
» pondération des effets du chaud et du froid, de
» ces grands mouvements alternatifs de va-et-vient,

» d'expansion et de concentration qu'ils provoquent
» dans les tissus et les liquides vivants, que l'on ar-
» rive à imprimer à l'organisme, aux grandes fonc-
» tions de circulation, de calorification, d'exhalation,
» d'absorption et de nutrition interstitielles, les mo-
» difications les plus profondes et les plus salutaires,
» et à guérir des maladies chroniques jusque-là re-
» belles à tous les moyens de la science et à tous les
» efforts de l'art.

» C'est là, pour le dire en passant, ce qu'on peut
» appeler de la médecine *physiologique* dans la véri-
» table acception du mot, parce que ses agents et son
» action s'appuient non sur les données essentielle-
» ment variables de l'empirisme, mais sur les lois les
» plus constantes et les plus positives de la physio-
» logie. »

CHAPITRE IV

Applications du bain de vapeur au traitement des maladies.

L'étude physiologique du bain de vapeur, tel que nous le comprenons, permettrait *à priori* de dresser une longue liste des indications rationnelles de cette méthode de traitement. Il nous serait également facile, sur ce terrain des inductions, d'établir logiquement que la thérapeutique, en général, demande trop à la matière médicale proprement dite, et que la majorité des praticiens néglige systématiquement, ou par défaut de réflexion, les moyens, en quelque sorte physiques, tels que les bains de vapeur, l'hydrothérapie, la gymnastique, l'électricité, le choix des ingesta d'entretien, etc.

Cependant, qui oserait contester que ce soient là les véritables agents susceptibles de faire naître au sein de l'organisme des actions physiologiques qui influen-

cent *directement* et *sûrement* l'assimilation et la désas-
similation, but final de toutes les interventions mé-
dicatrices, et que si peu de médicaments atteignent
d'une manière assez évidente pour ne laisser aucun
doute sur leurs effets?

Quelques spécialistes, au contraire, font consister
toute la thérapeutique dans l'usage exclusif de l'un
de ces moyens physiques.

Je n'imiterai pas cet exemple, bien qu'il soit
rigoureusement démontré pour moi que la plupart
des effets obtenus par les bains en général, l'hydrothérapie, l'entraînement, l'électricité, etc., doivent
être rapportés à la sudation, à l'action hyposthénisante, aux effets les mieux connus, en un mot, des
bains de vapeur convenablement administrés. Ne
voulant rien préjuger sur l'avenir thérapeutique de la
vapeur dite sèche, j'indiquerai sommairement quelques-unes des maladies que j'ai traitées avec succès,
et les contre-indications que j'ai cru remarquer à
cette méthode.

A l'appui de mes assertions, je pourrai citer un
grand nombre de faits cliniques; mais le but de ce
travail étant plutôt de faire un appel à l'expérimentation que de publier un livre sur la valeur thérapeutique de la *sudation formulée*, je ne citerai que le
résumé d'observations de quelques malades dont la
haute position est, en quelque sorte, une garantie
pour la véracité des faits que j'affirme.

J'ai hâte de dire que plusieurs de ces faits sont

assez extraordinaires, et trop peu conformes avec les résultats cliniques journellement obtenus, pour être persuadé que quelques-unes de mes affirmations seront accueillies avec un invincible sentiment d'incrédulité.

Il en sera ainsi, par exemple, à propos de l'hydrophobie rabique, que l'on croit généralement incurable. Cependant il est bien démontré que cette terrible maladie peut quelquefois guérir par la *sudation formulée*, employée dès le premier jour des manifestations symptomatiques (1).

Inutile de dire que, pour les faits que j'avance, je ne cherche à convaincre personne *de plano* ; je demande à tous mes confrères de vouloir bien essayer d'après mes indications, le cas échéant. Je vais donc passer successivement en revue, dans autant de paragraphes, certaines maladies que j'ai eu occasion de traiter, en commençant par la plus commune, le rhumatisme en général.

§ Ier. — *Du rhumatisme en général.*

L'emploi du bain de vapeur dans le rhumatisme chronique est une méthode classique, et cependant, grâce à sa mauvaise administration, on est loin d'ob-

____

(1) J'ai appris, depuis la rédaction de ce travail, que M. le professeur Gosselin avait obtenu la guérison d'un hydrophobe par la sudation.

tenir tous les bons effets qu'on est en droit d'attendre.
On le conseille également dans les affections rhumatismales aiguës, telles que les sciatiques, le lom-
bago, la pleurodynie, le torticolis, etc., « pourvu que
la fièvre manque. »

J'avoue que la fièvre dans le rhumatisme ne me
semble pas constituer une contre-indication des bains
de vapeur convenablement administrés. Me basant
sur ma propre expérience, je crois pouvoir les con-
seiller sans crainte; car je n'ai jamais observé d'accident, bien que j'en aie fait prendre plusieurs milliers
pour des rhumatismes articulaires, aigus ou sub-
aigus. Je considère même la sudation provoquée
par la vapeur comme un moyen tout à fait rationnel de traitement dans le rhumatisme aigu.

Il est vrai que mon opinion sur la cause et la
nature du rhumatisme diffère un peu de celle de
beaucoup de médecins. Ici, peut-être, ai-je besoin
d'entrer dans quelques détails et de faire, pour ainsi
dire, ma profession de foi à l'égard de la goutte et
du rhumatisme.

Je commencerai par dire que je ne partage pas
l'opinion de ceux qui confondent ces deux maladies
sous la désignation générale d'arthritis.

J'ai toujours été *séparatiste* pour la goutte et le
rhumatisme, et après une pratique de vingt ans
dans des pays où les deux maladies se présentent
presque journellement au praticien, ma conviction
est inébranlable. Il n'y a entre la goutte et le rhuma-

tisme aucune comparaison nosologique possible; il existe seulement quelques analogies de siége et d'expressions symptomatiques, mais les causes véritablement efficientes des deux maladies, les désordres nutritifs qui les accompagnent n'ont absolument rien de commun.

Pour ce qui est du rhumatisme, par exemple, je l'ai vu se manifester à tous les âges, et constamment sous l'influence d'une *soustraction brusque de calorique*, le corps étant en sueur. C'est, en genéral, pendant la nuit que se produit l'accident, et cela dans les conditions suivantes.

Dans les pays chauds, la première moitié de la nuit présente une température insupportable. Le sommeil n'est souvent possible qu'à la condition de ne pas se couvrir dans le lit. Il en résulte que le corps, d'abord inondé de sueur, se refroidit graduellement pendant le sommeil. A une heure plus avancée de la nuit, la température ambiante s'abaisse brusquement et les personnes qui s'endorment sans se couvrir ou qui se découvrent en dormant, subissent plus ou moins longtemps l'impression du froid avant de se réveiller. Au réveil, elles éprouvent déjà les douleurs si variées de l'affection rhumatismale.

Il me semble qu'on peut donner une explication logique de la plus grande fréquence de ces douleurs au niveau des articulations que dans les masses musculaires et sur le trajet des troncs nerveux.

Les articulations sont peu protégées par les parties

molles, la graisse et le tissu cellulaire y sont moins abondants. On conçoit dès lors que les tissus qui les entourent soient le siége de prédilection du rhumatisme.

Le sommeil, qui, comme on le sait, ralentit toutes les fonctions et diminue par cela même la résistance de l'économie, favorise beaucoup l'invasion du rhumatisme. Aussi presque tous les malades indiquent comme cause directe de douleur, soit articulaires, soit musculaires ou névralgiques, un refoidissement plus ou moins prolongé pendant le sommeil.

Ils désignent plus particulièrement ces affections, comme les habitants des campagnes, sous le nom de *sueurs rentrées*, et le traitement populaire consiste à provoquer la sudation par tous les moyens diaphorétiques imaginables. Malheureusement, les tisanes sudorifiques et l'enveloppement dans les tissus de laine ne produisent pas une sudation suffisante et l'affection persiste.

Je suis personnellement convaincu que ces affections rhumatismales traitées tout à fait au début par la sudation *suffisante*, disparaissent en quelques heures sans laisser de traces. Mais lorsque l'organisme a subi pendant un certain temps, l'influence de ce processus morbide, les effets de la sudation sont plus lents à se produire, et, de plus, l'économie conserve une excessive susceptibilité à l'action du froid, ce qui explique la fréquence des récidives chez les individus déjà rhumatisés.

Ces récidives pouvant se faire sous l'influence d'un simple courant d'air, d'un refroidissement inconscient, ont fait naître la doctrine de la diathèse rhumatismale héréditaire. Pour les partisans de cette diathèse, le refroidissement ne serait que la cause occasionnelle, provoquant l'explosion d'une maladie latente, explosion qui pourrait également se produire sous l'influence d'autres causes, telles qu'un écart dans le régime, des émotions morales une autre maladie intercurrente, telle que la blennorrhagie, etc.

Il est certain que, dans nos climats, on constate moins bien que dans les pays chauds l'influence directe du refroidissement dans la production du rhumatisme.

Dans les climats tempérés en effet, les symptomes caractéristiques des affections rhumatismales débutent lentement après quelques jours de prodromes, ce qui fait que l'on perd souvent de vue la cause précise du mal.

Cette lenteur dans l'évolution pourrait peut-être s'expliquer par l'impressionnabilité moins grande de la peau chez les habitants des climats tempérés, la *répercussion*, qu'on me permette ce vieux mot, est plus lente à se produire. Dans tous les cas, si les affections rhumatismales ne sont pas directement produites pas la suppression des fonctions de la peau, il est démontré pour moi qu'elles sont presque toujours efficacement combattues par une sudation abondante, méthodiquement produite au moyen du bain de vapeur. Aussi, dès que je rencontre une affection supposée rhumatismale qui résiste à la *sudation formulée*, je commence à douter de sa nature, je cherche aussitôt si ces accidents rebelles n'ont pas été précédés de la suppression brusque d'un écoulement ou d'un flux (blennorrhagie, aménorrhée), et presque toujours l'avenir a légitimé mon doute : Dans ce cas, le traitement ne diffère pas de celui du rhumatisme ordinaire ; mais il exige *un plus grand nombre de bains.*

J'ai déjà dit que l'acuité de l'affection rhumatismale n'est pas une contre-indication de l'emploi de la sudation par la vapeur ; cependant il convient, quand la fièvre est très-intense, d'ajourner d'abord l'usage du bain et d'en surveiller la température, qu'on élèvera progressivement. Je pourrais rapporter un grand nombre d'observations de rhumatisme articulaire aigu ou subaigu, guéri par un petit nombre de bains administrés tout à fait au début. Je ne puis résister au désir de citer celle de **M.** le comte de Mejean, consul de France à la Nouvelle-Orléans en 1862.

M. le comte avait été pris subitement de douleurs rhumatismales, et déjà les principales jointures des membres inférieurs étaient envahies. Trois bains de vapeur, donnés dans le lit avec l'appareil vaporifère, provoquèrent une abondante sudation, et le rhumatisme fut véritablement *jugulé;* les douleurs cessèrent en trois jours pour ne plus reparaître. J'ai observé le même fait chez M. le comte de Ratimaton, consul général de France à la Havane.

Chaque jour, pour ainsi dire, dans ma pratique ordinaire, j'avais l'occasion de constater des effets analogues, et quand ce traitement était appliqué au début d'une première attaque, j'avais la satisfaction de voir *cette fameuse diathèse* s'évanouir après une sudation abondante, provoquée deux ou trois jours de suite. La sudation, en effet, ne se produit pas seulement pendant le bain, c'est surtout après qu'elle devient pour ainsi dire *ruisselante*, lorsque la peau, comme j'ai l'habitude de le dire, a été *ouverte* par la desquamation épithéliale.

Bien que le rhumatisme chronique exige un plus long traitement, on ne saurait contester que le bain de vapeur, tel que nous le comprenons, ne soit encore la méthode thérapeutique de beaucoup la plus efficace. Il ne faut pas craindre, dans cette variété, de prolonger la sudation et de la répéter méthodiquement chaque jour sans interruption, en prenant les précautions indiquées dans la note pratique insérée à la fin de ce chapitre.

J'ai vu guérir par la sudation, un grand nombre d'affections rhumatismales chroniques, qui avaient résisté non-seulement aux moyens pharmaceutiques, mais aux bains *dits* de vapeur administrés dans les établissements publiques ou avec les divers appareils portatifs, dont nous avons signalé les inconvénients, nous pourrions ajouter ici les dangers, car nous avons vu souvent les affections rhumatismales s'aggraver, par suite du refroidissement brusque auquel ces machines mal construites exposent les malades.

Entre autres observations, je ne ferai que rappeler celle de M. le général Gasset, gouverneur politique de l'île de Cuba. Le général souffrait depuis plusieurs années de névralgies rebelles, qui avaient très-gravement compromis sa santé, par suite de l'absence prolongée de sommeil. Ayant entendu parler de mes expériences faites à l'hôpital militaire de la Havane, le général me fit appeler. Je crus reconnaître, dans les différentes manifestations douloureuses qui tourmentaient le malade, l'expression symptomatique d'un rhumatisme à forme peu commune. M'étant assuré par l'auscultation que l'appareil respiratoire était exempt de lésion grave, contrairement à l'opinion émise antérieurement, vu son état de cachexie avancée, je proposai la *sudation formulée*. J'eus soin de prévenir le malade que le traitement serait long, qu'il se compliquerait peut-être de phénomènes aigus dont il ne faudrait pas s'alarmer. Ceci étant bien convenu, je commençai l'administration des bains. Le second jour, l'amélioration était sensible. Je continuai tous les jours jusqu'à concurrence de trente-cinq; alors la guérison fut complète.

Avant de commencer le traitement des affections rhumatismales par le bain de vapeur, il faut avoir soin de prévenir les malades qu'il se produit souvent une aggravation des phénomènes morbides; car cet accident, que j'appelle *critique*, peut les effrayer et leur faire croire que la sudation *est contraire* à leur maladie. On peut même leur annoncer que la guérison approche, quand des accidents aigus viennent s'ajouter aux symptômes d'une affection rhumatismale chronique.

J'ai placé les névralgies parmi les affections rhumatismales, parce que le plus grand nombre sont symptomatiques du rhumatisme et cèdent comme lui à la *sudation formulée*.

Celles qui reconnaissent une origine chlorotique, paludéenne, etc., sont également calmées par le bain de vapeur, sans préjudice du traitement rationnel prescrit en pareille circonstance. Lorsque la douleur est bien limitée au trajet d'un nerf, je conseille de faire précéder la sudation générale de la douche de vapeur simple, térébenthinée ou camphrée.

Dans les cas de névralgies chroniques et rebelles, on peut joindre aux bains et aux douches des frictions avec un liniment composé d'extraits de belladone, d'aconit, de digitale, etc. Il est rare que nos bains et nos douches ne parviennent pas à dissiper, en quelques séances, les douleurs névralgiques de n'importe quelle nature. Ces douleurs commencent par s'amoindrir, parfois elles changent de place, deviennent intermittentes et cessent définitivement.

Les douleurs du rhumatisme musculaire exigent

un traitement spécial sur lequel je crois utile d'insister. Quand la sudation, les douches et les frictions ne suffisent pas, j'ai recours au massage pendant le bain même. Cette petite opération du massage n'est pas toujours exécutée comme il convient; aussi je crois utile d'entrer dans quelques détails à ce sujet. Pour masser les muscles, il ne faut pas se contenter de pincer la peau et les muscles comme font les personnes qui n'ont pas l'habitude de faire cette opération; il faut enfoncer, le plus possible, le bout des doigts au niveau des intervalles qui séparent les principaux groupes musculaires, et *presser méthodiquement* les muscles dans le sens de leur longueur. Cette opération, pratiquée pendant le bain par les manches de l'appareil, par conséquent à l'abri de l'air, au moment où la vapeur agit sur les tissus, est suivie de résultats vraiment remarquables dans cette variété de rhumatisme si rebelle à tous les autres moyens thérapeutiques.

Parmi les affections rebelles qui sont avantageusement traitées par la vapeur, sous forme de douches et de bains entiers, je signalerai ici l'arthrite sèche, bien qu'il existe encore de grandes divergences d'opinions sur la nature de cette cruelle maladie.

L'observation la plus remarquable que je possède est celle de M. G. Weiss, ex-propriétaire, gérant du journal *l'Abeille de la Nouvelle-Orléans*. C'était en 1859. M. Weiss souffrait, depuis cinq ou six ans, d'une arthrite sèche du genou. Il fit plusieurs voyages en France, pour venir consulter nos grands maîtres. Après avoir vainement essayé les médications diverses que l'on prescrit en pareil cas, surtout les bains de vapeur ordinaires, et les eaux thermales, il était retourné en Amérique sans la moindre amélioration.

Un ami commun, littérateur distingué, lui parla de mon appareil. M. Weiss avait renoncé à tout traitement, et protestait principalement contre les bains de vapeur, qui ne lui avaient fait aucun bien. Cependant M. Weiss finit par céder aux instances de son ami et se soumit, à titre d'essai, aux bains et aux douches de l'*appareil vaporifère*. Une amélioration tout à fait inattendue ne tarda pas à se produire. Encouragé par ce premier résultat, M. Weiss continua le traitement jusqu'à concurrence de quatre-vingts bains ou douches. A ce moment la guérison était complète et ne s'est jamais démentie depuis. M. Weiss habite actuellement Paris, et se trouve entièrement débarrassé de son arthrite. Cependant je dois dire que les craquements articulaires persistèrent quelque temps après la guérison apparente de l'arthrite.

Le bain de vapeur partiel ou mieux la douche, telle que nous l'administrons, au moyen de notre appareil, est un puissant modificateur de la nutrition de la région où on l'applique. Tout ce que nous affirmons à cet égard n'est pas nouveau dans la science, mais simplement oublié.

M. Jules Guyot, dans son remarquable *Traité de l'Incubation* (1), cite de nombreux cas de guérison de douleurs névralgiques et rhumatismales, de pleurésie, d'arthrites chroniques, de cicatrisations rapides d'abcès et de plaies chirurgicales, sous l'influence de la chaleur maintenue autour des parties malades à une température voisine de 38°, c'est-à-dire de la température normale des animaux à sang chaud.

Les succès décrits par M. Guyot ont été confirmés par Breschet, Blandin, Roux, Velpeau et Pasquier.

Déjà le baron Larrey, chirurgien en chef des armées du premier empire, avait fait remarquer, dans un chapitre intitulé *De l'Influence salutaire du climat d'Égypte sur les plaies*, que, sous l'influence d'une chaleur atmosphérique voisine de la température animale, les plaies se cicatrisaient « avec une promptitude étonnante, » tandis que, dans ses relations des campagnes d'Allemagne, l'éminent chirurgien constate l'effet inverse et déclare que les plaies « ne se cicatrisaient pas à cause de l'influence délétère du froid. »

J'ai, moi-même, fait des remarques analogues, comme beaucoup d'autres chirurgiens, relativement au climat de la Havane et des États-Unis, où les plaies guérissent avec une merveilleuse rapidité, car

____

(1) *Traité de l'Incubation et de son influence thérapeutique,* Paris 1840.

les plaies chirurgicales se réunissent presque toujours par première intention.

§ II. — *De la goutte.*

Les travaux les plus récents d'hygrologie ont nettement séparé la pathogénie de la goutte et du rhumatisme.

De quelque manière qu'on interprète les effets de la diathèse urique (Garrod), il reste pour nous un fait pratique bien démontré, et cela nous suffit, c'est que le bain de vapeur rend les mêmes services dans l'une et l'autre maladie, de l'aveu des praticiens les plus autorisés.

Aucune médication ne peut être comparée au bain de vapeur, soit qu'il s'agisse de calmer un accès aigu de goutte, ou d'atténuer les altérations profondes de la goutte invétérée.

Quelque aiguë que soit l'attaque, il ne faut pas craindre d'avoir recours à l'appareil vaporifère, c'est le meilleur moyen de diminuer l'intensité des douleurs et la durée de l'accès.

Il est probable que la chaleur, en dilatant les tissus phlogosés, diminue la compression, car la douleur pongitive locale cesse quelques minutes après l'application de la douche, ou dès que le bain de vapeur a fait naître une transpiration abondante. L'amélioration qui se manifeste si rapidement n'est pas un effet palliatif momentané; car lorsque la sudation est

continuée, comme il convient, par l'usage non inter-
rompu de l'appareil vaporifère, on obtient une guérison durable. Ces bains produisent une forte dérivation
sur toute la surface du corps, ils rétablissent à la fois
l'harmonie des fonctions et *dépurent* les humeurs
en favorisant l'élimination des principes uriques
par les divers émonctoires, mais principalement par
la peau.

Pour ne pas donner à ce travail une étendue trop
considérable et rester dans les limites que j'ai résolu
de ne pas dépasser, je ne citerai qu'une seule observation, qui résume un nombre déjà considérable de
faits analogues.

M. J. Callejon, consul d'Espagne à la Nouvelle-Orléans, avait des attaques de goutte si fréquentes qu'il
était obligé de garder la chambre une partie de
l'année.

Après avoir eu recours à tous les moyens de la thérapeutique, depuis les prescriptions les plus banales
jusqu'à l'abus du colchique, qui avait gravement
compromis ses fonctions digestives, il se soumit à la
sudation formulée. Il commença par prendre, pendant
trente jours consécutifs, un bain d'une demi-heure :
puis il restait quarante minutes au lit, enveloppé
dans la couverture.

Après les premiers bains, la sudation devint exces-
sivement abondante. M. le consul put bientôt se
livrer à un exercice gradué ; progressivement il en
vint à ne prendre qu'un bain par semaine.

La douleur sciatique habituelle et les attaques aiguës avaient cessé depuis un an, la santé générale s'était rétablie. Le bien-être présent fit bientôt oublier les souffrances passées; le malade négligea le régime que j'avais prescrit, il laissa pareillement de côté le bain de vapeur hebdomadaire. Six mois après il eut une attaque subite de goutte.

Le nerf sciatique surtout était le siége de douleurs atroces ; tout le membre inférieur gauche était tellement hypéresthésié que le moindre contact arrachait des larmes.

Le malade me fit appeler vers les huit heures du matin. Je le trouvai dans la désolation la plus complète. C'était pendant la guerre (1862); il devait, comme consul, remplir le soir même une mission importante auprès du gouverneur militaire. Malgré l'intensité des douleurs, j'administrai moi-même une douche de vapeur le long du sciatique, pendant trente minutes. Le soulagement fut immédiat. Je remplaçai de suite la douche par un bain d'étuve, également de trente minutes. La sudation fut extrêmement abondante; le malade perdit, surtout après le bain, une grande quantité de sueurs. Cette spoliation était compensée par de l'eau pure donnée à profusion, suivant la soif du malade, qui finit par s'endormir.

A midi il se réveilla débarrassé de ses atroces douleurs; il ne lui restait plus qu'une légère raideur dans la jambe malade. A trois heures, il peut se rendre à pied chez le gouverneur militaire et remplir sa mission. Son attaque de goutte fut littéralement *jugulée*, et la guérison persista.

Je pourrais citer beaucoup de cas aussi heureux. J'ai vu la douche calmer, en quelques minutes, les douleurs si vives du gros orteil. Dans ce cas, il faut avoir soin, lorsqu'on commence l'opération, de tenir l'appareil à douche à une certaine distance, afin de graduer progressivement la chaleur et la percussion de la vapeur. Peu après, on arrive à *serrer* la douche sans provoquer la moindre souffrance. Dès que la douleur est calmée, on administre un bain d'étuve.

Lorsque les accidents articulaires de la goutte cessent brusquement et que l'on a lieu de craindre quelque répercussion interne, il faut de suite appliquer des douches *serrées* sur les articulations primitivement atteintes.

J'ai vu la même douche, qui calme si bien les douleurs articulaires, les ramener avec la même rapidité lorsqu'elle est appliquée d'une manière *serrée et continue*.

Il serait rationnel d'avoir recours au même moyen dans les cas si rapidement funestes de rhumatisme cérébral. Je n'ai pas eu occasion de faire de tentative de ce genre; cependant je crois devoir appeler l'attention des praticiens sur ce point, aucun autre moyen thérapeutique ne pouvant produire, dans le lit même, une dérivation à la fois aussi active et aussi prompte.

§ III. — *De la Syphilis.*

On ne met plus sérieusement en doute la nature virulente et contagieuse de la syphilis. Les diverses manifestations symptomatiques qui caractérisent les périodes de la maladie vénérienne sont bien attribuées à l'action d'un virus spécial, installé dans l'économie par voie d'inoculation. Mais ce qu'il est permis de remettre en discussion pour la centième fois, c'est la spécificité du traitement curatif de la syphilis. Une longue pratique m'avait inspiré de la défiance à l'égard des préparations mercurielles et iodées. S'il est vrai que ces médications améliorent rapidement les sympotmes syphilitiques dans l'extrême majorité des cas, il est également bien démontré que ces mêmes symptômes résistent quelquefois à leur action et que l'infection générale se joue presque toujours de leur effet.

Les médications dites spécifiques ne détruisent pas le virus syphilitique. Tous les praticiens savent que le traitement le mieux dirigé ne met pas à l'abri des récidives d'une première infection, pas plus que le sulfate de quinine ne débarrasse définitivement l'économie de l'infection palustre. Les médecins l'ont bien compris lorsqu'ils ont de tout temps associé d'autres médications, dites dépuratives, à la médication spécifique, tacitement reconnue insuffisante.

Les évacuants et les sudorifiques surtout ont été associés au mercure et au quinquina ; on a cherché, en un mot, à provoquer des éliminations ou des *crises* par les divers émonctoires.

Mais quels sont les sudorifiques qui font réellement suer, ou, du moins, qui provoquent une sudation suffisante ?

Il est bien démontré pour nous que le bain de vapeur seul produit ce résultat ; encore devons-nous ajouter, le bain de vapeur tel que nous le comprenons et tel que nous l'administrons au moyen de notre appareil.

Guidé d'abord par cette considération et peut-être un peu aussi par l'idée théorique que toutes les infections se *jugent* par l'émonctoire cutané, nous avons eu l'idée de traiter la syphilis exclusivement par la *sudation formulée*. Les résulats que nous avons *constamment* obtenus nous ont fait renoncer depuis plus de dix ans au mercure et à l'iode.

Aussi est-ce avec une grande satisfaction que nous avons vu, dans ces dernières années, quelques jeunes médecins des hôpitaux de Paris s'élever avec force contre la médication dite spécifique et affirmer que le mercure ne guérit pas la syphilis. Cependant nous sommes loin de partager l'opinion de ceux qui croient que la syphilis guérit seule, qu'elle s'épuise dans l'organisme. C'est là, à notre avis, une doctrine plus dangereuse encore que l'abus des mercuriaux. S'il est vrai que les symptômes syphilitiques des deux

premières périodes, c'est-à-dire les manifestations
périphériques, finissent par disparaître spontanément
sans grand dommage pour l'économie, il est vrai
aussi que les accidents des périodes suivantes, les
accidents dont les lésions ont pour siége les viscères,
ne manquent pas d'être suivis parfois de désordres
incurables avant d'avoir complété leur évolution.
La gravité des lésions doit être principalement im-
putée au siége et non à la nature du processus, voilà
pourquoi il importe de prévenir ces lésions. Sans
vouloir convaincre personne par nos affirmations,
nous avons le devoir de dire que les accidents syphilitiques et la syphilis elle-même guérissent par la
sudation suffisante. Pour la démonstration du fait,
nous nous contentons d'inviter nos confrères à l'expérimentation.

Pour guérir la syphilis, nous procédons ainsi.
Lorsqu'un syphilitique se confie à nos soins, quelle
que soit la période de la maladie, nous le soumettons
chaque jour à un bain d'étuve d'une demi-heure. Ce
bain est suivi d'une demi-heure d'enveloppement
dans la couverture. Dès le second bain, le malade
perd une grande quantité de sueur. Nous avons soin
de faire absorber une quantité correspondante d'eau
fraîche en boisson. En huit jours de temps, les syphilides de toute espèce, depuis les simples taches
jusqu'aux ulcérations, subissent une amélioration
notable. Les douleurs ostéocopes, la céphalée ont
déjà cessé, et, fait que je prie mes confrères de re-

tenir, j'ai toujours vu guérir, avant le trentième bain, les lésions graves de la peau, telles que le rupia, si rebelle dans la syphilis du nouveau monde, alors que ces lésions avaient résisté des mois entiers à l'usage des mercuriaux et des préparations iodées.

Souvent les syphilides sont remplacées par des éruptions *critiques* très-fatigantes. Les malades sont couverts de pustules d'ecthyma, de papules qui rappellent celles de la syphilis, de furoncles et parfois même d'abcès. Ces éruptions ne doivent pas alarmer le médecin ni décourager le malade, elles sont, au contraire, d'un bon augure. Quoi qu'il arrive, la sudation sera continuée trois mois environ. On aura soin de suspendre les bains pendant deux ou trois jours pour administrer un léger purgatif, si le malade présente de l'embarras gastrique ; dans le cas contraire, on continuera la sudation chaque jour.

A la fin du traitement, lorsque toutes les manifestations syphilitiques superficielles et profondes, car les exostoses guérissent comme les papules et les ulcérations, auront disparu, que la santé sera complétement rétablie, on aura soin de ne pas cesser brusquement l'usage des bains ; on les distancera progressivement d'un, de deux, de trois et de huit jours même.

Je ne crains pas d'avancer ici, en attendant l'expérience de mes confrères, que la syphilis ainsi traité est *définitivement* guérie.

Je sais que les objections ne manqueront pas ; on

en a bien fait pour le traitement si rationnel de la gale, guérie en quelques heures; mais cela importe peu.

Le fait capital est de savoir si la sudation guérit la syphilis sans mercure et sans iode, sans aucune médication pharmaceutique, en un mot.

Je ne prétends pas dire que le mercure et l'iode soient des médicaments nuisibles, qu'il ne soit jamais utile de les employer. De même que, dans certains cas, ces médicaments ne suffisent pas pour arrêter les désordres organiques de la syphilis, il peut se faire aussi que leur usage puisse venir en aide à la sudation; mais j'ai toujours pu m'en passer depuis que je traite les syphilitiques par la sudation.

On dira peut-être qu'un bain de vapeur, pris journellement pendant trois mois, affaiblit le malade. Eh bien! non, encore une fois; le bain, pris dans le lit, comme nous l'indiquons, n'affaiblit pas; bien loin de là, il excite toutes les fonctions, en commençant par les fonctions digestives, et, après la guérison, la plupart des malades ne prennent plus que des bains de sudation comme bains hygiéniques.

La médication qui affaiblit est précisément celle que l'on préconise à outrance depuis un temps infini, sans se demander s'il ne serait pas possible d'en découvrir une meilleure.

En y regardant de près, en se laissant guider par les principes de la thérapeutique expérimentale, nouvellement introduite dans l'enseignement médical de l'école de Paris, avec un rare bonheur, par M. le professeur Sée, on finit par s'apercevoir que la *sudation formulée* n'agit pas autrement que le mercure et l'iode!

L'une et l'autre médication attaquent les épithéliums, comme la syphilis elle-même; mais avec cette différence, que la sudation active la génération des épithéliums, et consécutivement des divers éléments anatomiques, tandis que le mercure, l'iode et le virus syphilitique pervertissent la nutrition des éléments avant de les détruire.

Le mercure et l'iode traversent l'économie, et agissent en sortant par l'élimination des principes attaqués par eux dans leur parcours; le bain de vapeur, en exagérant physiologiquement un grand nombre de fonctions, appelle au dehors des déchets, provoque des régénérations, renouvelle, en un mot, rapidement les tissus et les humeurs, sans rien ajouter à leur composition intime.

Sans attribuer une importance exagérée à ces considérations, moins théoriques que beaucoup de personnes ne le pensent, il nous semble qu'on trouverait dans cette direction d'idée une similitude d'effet entre les différents moyens thérapeutiques qui produisent des résultats analogues, et que, dans le cas présent, les avantages resteraient au bénéfice des bains de vapeur, même au point de vue théorique. Quant au point de vue pratique, nous avons pour nous l'expérience, qui nous garantit l'adhésion prochaine de tous les confrères qui voudront bien nous imiter.

§ IV. — *Des fièvres intermittentes.*

Quand j'ai commencé à faire usage de l'appareil vaporifère, je n'avais recours à la *sudation formulée* que pour combattre les fièvres intermittentes rebelles qui résistaient à l'action du sulfate de quinine. Puis, j'ai concurremment employé la sudation et le sulfate de quinine en friction pour l'absorption cutanée. Les résultats favorables que j'obtins alors m'engagèrent à essayer la sudation comme traitement exclusif de la fièvre intermittente ordinaire.

Je réussis au delà de toute prévision; à tel point, que, pendant les dernières années de ma pratique, dans un pays où les fièvres à quinquina s'observent journellement, j'avais entièrement renoncé au sulfate de quinine, que je n'associais à la sudation que dans les cas graves, par excès de précaution, je dirais même, entraîné par l'habitude; car dans un accès de fièvre pernicieuse, la sudation au moyen de l'appareil est le seul traitement efficace, le sulfate de quinine n'étant pas absorbé ou n'ayant pas le temps de produire son effet physiologique.

Pour guérir la fièvre intermittente, il faut administrer le bain le *plus près* possible de l'accès, qui se trouve pour ainsi dire *dérouté*. Le plus souvent le stade de frisson ne se produit pas, le malade sue immédiatement.

Après trois ou quatre bains, administrés toujours aux heures des accès, la fièvre est entièrement *coupée*.

Je suis convaincu que toutes les fièvres intermittentes de nos climats, celles que l'on observe dans nos hôpitaux, pourraient être traitées avec avantage sans sulfate de quinine, et que deux ou trois bains de sudation en triompheraient plus rapidement et plus sûrement que toutes les autres médications qu'on emploie d'habitude.

§ V. — *De la fièvre jaune et du choléra.*

L'appareil fut inventé en vue de traiter la fièvre jaune, ainsi que je l'ai déjà dit. Lorsqu'on a recours à la sudation dès la période prodromique, on prévient l'évolution de la maladie dans l'immense majorité des cas. Je pourrais en dire autant du choléra. On m'a souvent objecté que rien ne prouve que les prodromes qui avaient cédé à la sudation fussent bien le début de la fièvre jaune et du choléra. Je ne puis répondre à cette objection que par la statistique. S'il est bien démontré que, dans un temps donné, au milieu d'une population où sévit l'un ou l'autre de ces deux fléaux, le nombre des individus atteints diminue rapidement du jour où l'on attaque systématiquement les prodrómes, sans attendre l'évolution imminente de la période d'état, ne peut-on pas affirmer que ce traitement abortif rend des services sérieux? Nous en dirons autant du choléra.

On sait combien il est utile d'arrêter, dès qu'on le peut, la diarrhée prémonitoire. S'il est également établi qu'une bonne sudation, méthodiquement appliquée, rend de très-bons services aussitôt qu'apparaissent les premiers symptômes cholériques, au point que nous avons souvent vu cesser les phénomènes algides, les crampes et les vomissements après une demi-heure de séjour dans l'étuve, on sait trop bien que tout traitement échoue si l'on attend la dernière période de la maladie avant d'intervenir. Cependant ce sont toujours des cas désespérés que l'on nous propose de guérir.

Lorsque des pertes considérables faites par les déjections ont très-profondément altéré la composition des humeurs lorsque des spasmes incessants ont épuisé le système nerveux, et que, pour ces deux causes réunies, toute réaction est devenue impossible, le bain de vapeur restera inefficace, on le prévoit trop facilement; mais si l'on provoque la crise par la sudation en temps opportun, nous pouvons affirmer que tous ceux qui nous imiteront obtiendront des résultats que l'on demande vainement aux frictions, aux applications irritantes, etc.

Nous avons traité un grand nombre de malades atteints de fièvre jaune et de choléra. Nous avons pour ainsi dire réussi, constamment à arrêter les progrés du mal quand nous l'avons attaqué à sa période prodromique.

Dirons-nous que la *sudation formulée* ne peut rendre aucun service pendant la période algide du choléra? Telle ne saurait être notre pensée. Aucun moyen ne nous a paru préférable à l'emploi de l'appareil vaporifère pour réchauffer les malades et provoquer la réaction.

Nous avons la certitude d'avoir rappelé à la vie un grand nombre de cholériques qui auraient infailliblement succombé sans notre intervention. Mais le traitement du choléra confirmé exige certaines précautions qu'il est important de ne pas omettre. D'abord, il est toujours facile de réchauffer les cholériques et d'amener la réaction au moyen de l'appareil ; seulement il faut avoir soin de bien graduer la vapeur en maintenant le malade, pendant quelques minutes, à une basse température, afin de *chauffer* les tissus avant que la sudation ne devienne trop abondante.

Dès que la transpiration est largement établie, les crampes et les vomissements cessent. On profite de cette cédation générale des éléments contractiles pour administrer des boissons et restituer au sang l'eau perdue par les déjections. Je fais boire de préférence de l'eau fraîche, en ayant soin de la donner à des doses très-fractionnées. Par ce moyen, on favorise l'absorption du liquide, qui à ce moment est l'indication la plus pressante. Pendant le bain, soit pour la fièvre jaune, soit pour le choléra, il est indispensable de faire des applications glacées sur le front ; et dans la fièvre jaune, quand l'état général du malade le permet, je fais quelquefois précéder le bain d'une saignée du bras.

Ai-je besoin de faire observer que rien n'est plus dangereux que le refroidissement qui surviendrait après cette réaction artificielle?

Tout cholérique algide, réchauffé au moyen de l'appareil vaporifère, meurt en quelque sorte foudroyé si on a le malheur de le laisser se refroidir après avoir provoqué la sudation. Il faut bien se garde de soustraire brusquement les malades à l'action de la vapeur. Je laisse les cholériques dans l'étuve jusqu'à cessation des symptômes, en ayant soin de les maintenir à une température convenable.

Cette atmosphère de vapeur s'oppose au renouvellement des spasmes et permet à l'organisme de réparer ses pertes par l'ingestion graduée des principes réparateurs (eau, bouillon, bière, vin de Champagne, etc.)

Lorsque ces malheureux passent brusquement de la température de l'étuve à la température ambiante, ils perdent tout le bénéfice de la réaction.

Les cholériques, en effet, se refroidissent d'autant plus facilement que, chez eux, la circulation et la respiration sont compromises, « et que les spasmes des éléments contractiles transforment une certaine somme de calorique en mouvement. »

Si on ne tient pas compte de ces indications, cependant si rationnelles, on expose les malades à de graves dangers.

Il est juste de dire que les malades arrivent souvent à l'hôpital à une période tellement avancée, que tous les soins qu'on, peut leur donner doivent rester sans effet (1).

§ VI. — *Du spasme, du tétanos, de l'hydrophobie.*

On observe fréquemment à l'île de Cuba la maladie décrite par les auteurs français sous le nom de *tétanie*. La suppression brusque de la transpiration

(1) Je ne puis m'empêcher, à la fin de ce paragraphe, de témoigner publiquement toute ma gratitude à M. le docteur Maillot, inspecteur général des armées.

Lorsque M. le docteur Maillot présidait le Conseil de santé, en 1866, quelques doutes existaient encore sur la réalité de certaines propriétés que j'attribue à mon appareil. M. Maillot, qui connaît le prix du travail auquel il doit sa haute position scientifique, vint lui-même au *Val-de-Grâce* s'exposer aux dangers de l'épidémie, dont il faillit être victime, et rendit pleine justice à mes affirmations. Cette démarche, dictée par l'amour du devoir et de la justice, a été pour moi le dédommagement le plus flatteur de mes longs et pénibles efforts.

produit le rhumatisme ou le spasme ; mais ce spasme ne présente pas à l'île de Cuba la bénignité de notre *tétanie*, il est redouté presque autant que le tétanos traumatique, dont tout le monde connaît la constante gravité.

Avant l'invention de mon appareil, on redoutait beaucoup les bains de vapeur dans l'île de Cuba, parce que l'on voyait souvent le *spasme* se déclarer après ces bains.

Les bains de vapeur ordinaires, en effet, exposaient les malades à l'impression directe de l'air atmosphérique, et comme la suppression brusque de la sueur produit facilement le spasme à l'île de Cuba, il résultait un rapprochement incontestable entre le bain de vapeur et la fréquence de l'affection spasmodique.

Cette transition brusque étant prévenue par le mode d'administration des bains avec mon appareil, non-seulement je n'ai jamais vu un cas de spasme suivre le bain, mais la *sudation formulée* est devenue la méthode générale de traitement du tétanos spontané ou rhumatismal.

Le succès obtenu dans le spasme essentiel donna bientôt l'idée de l'employer dans les cas plus graves du tétanos traumatique. J'ai obtenu moi-même des résultats que n'ont jamais donnés les opiacés, le curare, la belladone, la fève de Calabar, etc. Je sais que d'autres praticiens ont guéri des cas de tétanos avec mon appareil, aussi je n'hésite pas à mettre cette terrible maladie au nombre de celles que l'on doit traiter par la sudation.

On commencera par une douche dirigée sur la blessure ou sur la plaie qui a été le point de départ de la convulsion tonique; on suivra les indications pratiques indiquées à propos de la goutte, et après la douche, que l'on promènera sur le point lésé et le long de la colonne vertébrale, on donnera un bain d'étuve. Le tétanos cédera le plus souvent pendant le premier bain, lorsque la sudation sera profuse.

L'effet antispasmodique du bain de vapeur est une des actions physiologiques les mieux démontrées de cette médication. Je citerai à ce propos une observation très-remarquable de vomissement spasmodique, qui durait depuis trois semaines. C'était à l'hôpital de San Fuegos (île de Cuba, 1866). Le médecin en chef s'était adressé à toutes les médications usuelles; les vomissements incoercibles menaçaient la vie du malade. Je fus consulté sur l'opportunité du bain de vapeur, au moyen de mon appareil. Sans oser compter sur un succès assuré, il fut convenu qu'on emploierait la *sudation formulée*, comme un moyen antispasmodique d'une grande puissance. Le malade fut placé sous l'étuve, on chauffa graduellement. Après le premier bain les vomissements cessèrent, et j'appris, par le médecin en chef, que la guérison avait été durable.

Le cas suivant mérite d'être connu, car il vient à

l'appui de nos opinions sur les propriétés antispasmodiques du bain de vapeur.

Le docteur Frasquieri, médecin à la Havane, donnait des soins à M. X***, atteint de rétention d'urine.

Cet habile chirurgien avait employé sans succès tous les moyens imaginables pour pratiquer le cathétérisme. La vessie était très-distendue, le malade exhalait une odeur fortement urineuse. Après avoir appliqué des sangsues et essayé le cathétérisme pendant l'action hyposthénisante du chloroforme, on résolut de faire la ponction de la vessie. M. Frasquieri, frappé de l'odeur urineuse des sueurs, me fit demander s'il ne serait pas utile d'avoir recours à la sudation selon ma méthode. L'état grave du malade me fit reculer devant un bain d'étuve; mais je proposai une douche de vapeur prolongée sur le trajet du canal de l'urètre. Au bout de dix minutes, les piqûres des sangsues appliquées deux jours avant se rouvrirent. Après dix minutes, le malade accusa un grand soulagement, puis il éprouva des phénomènes de lipothymie. A ce moment, M. Frasquieri fit une dernière tentative de cathétérisme, qui fut suivie d'un succès complet. La sonde entra sans difficulté dans la vessie, et il sortit de suite un vigoureux jet d'urine purulente. Il nous semble que, dans ce cas, la rétention d'urine était moins le résultat du rétrécissement que du spasme de l'urètre. Le canal, très-douloureux, était irrité par le contact du cathéter, et le rétrécissement organique était compliqué du rétrécissement spasmodique. La douche a eu pour double effet de relâcher les tissus et de vaincre le spasme par l'action directe du calorique.

Les bons effets obtenus dans quelques cas d'hydrophobie bien constatés nous paraissent devoir être attribués, à la fois, à l'action spasmodique et à l'effet dépuratif par les sueurs.

Nous avons vu guérir un hydrophobe traité par notre méthode, de suite après le début des phénomènes rabiques. Après quatre heures de sudation, le spasme de l'œsophage cessa, le malade put boire. Nous croyons pouvoir déclarer, aujourd'hui comme dans notre précédent travail sur le même sujet, que l'hydrophobie doit être traitée dès le premier jour ; plus tard la sudation ne produit plus de crise favorable. Nous avons traité des hydrophobes à toutes les périodes, nous avons toujours obtenu des sueurs abondantes ; mais nous n'avons obtenu de bons résultats que lorsque le malade a été soumis au traitement au début des premières manifestations hydrophobiques.

Nous répéterons ici ce que nous avons déjà dit ailleurs : il est rationnel que toute personne mordue par un chien suspecté d'hydrophobie se soumette de suite à la *sudation formulée* comme traitement préventif. Nous avons eu occasion d'appliquer ce traitement prophylactique avec un plein succès, mais nous n'osons invoquer ces observations encore insuffisantes, car on pourrait nous opposer la statistique du grand nombre de personnes mordues et du petit nombre de celles qui meurent hydrophobes.

Cependant il nous semble que dans l'intérêt général il reste une grande expérience à faire. Nous voudrions que toute personne mordue pût recevoir chaque jour gratuitement, pendant quarante jours, un bain de sudation selon notre méthode, que tout hydrophobe fût soumis, dès les premiers symptômes, du mal, au traitement que nous préconisons ; si, après un certain nombre d'années, toutes les personnes mordues avaient échappé à l'hydrophobie, et si celles qu'on aurait traitées dès le début avaient donné un nombre de guérisons relativement considérable, il serait bien permis de conclure que la sudation est à la fois le traitement prophylactique et curatif de l'hydrophobie. Telle est notre conviction, telle est aussi celle des hommes les plus compétents.

Pourquoi différer l'expérimentation? Sera-t-il toujours nécessaire pour l'hydrophobie, comme pour la fièvre jaune et le choléra, d'attendre que l'empoisonnement ait brisé toute résistance organique, avant d'appliquer le remède, et exigera-t-on, pour qu'une méthode de traitement soit réputée efficace, qu'elle rétablisse des fonctions dont les appareils ont, pour ainsi dire, cessé de vivre? C'est exactement comme si on voulait attendre que l'asphyxie fût complète avant de recourir aux moyens qui passent, à juste titre, pour conjurer le mieux les accidents de l'asphyxie.

§ VII. — *De la suppression des règles.*

Il est parfois utile de rappeler le flux ménor-
rhéique. Il n'existe pas, selon nous, de moyen plus
rapide et plus inoffensif que le *demi-bain* de vapeur.

Pour prendre ce demi-bain, on prépare le lit
comme pour le bain entier; mais le malade ne doit
se mettre dans l'étuve que jusqu'à la ceinture, en
ayant soin de tenir les jambes fléchies. On peut
ajouter au demi-bain l'usage des douches sur la
face *interne des cuisses.*

Si je voulais énumérer tous les cas où la sudation
furmulée m'a rendu d'importants services, je serais
forcé de passer, pour ainsi dire, en revue, toute la
pathologie.

Cette médication produit des effets remarquables
dans l'ictère et dans l'anasarque. Ces deux symptômes cèdent avec une rapidité merveilleuse à la
sudation. Quelques bains (quatre ou cinq) suffisent
pour faire disparaître la coloration jaune de la peau
et faire résorber la sérosité accumulée dans le tissu
cellulaire.

Les chirurgiens militaires qui ont expérimenté
mon appareil à Vincennes ont pu vérifier l'exactitude de ces faits. J'en appelle au souvenir de
M. le docteur Catelou, médecin en chef par inté-
rim (1866).

Je ne connais aucun moyen plus propre à favoriser l'éruption des exanthèmes dans les fièvres éruptives à forme grave, à faire cesser l'albuminurie aiguë dans certains cas de congestion des reins, etc., etc. Chaque praticien trouvera, du reste, journellement des applications rationnelles de cette méthode, dont l'histoire thérapeutique est encore à peine ébauchée.

On ne manquera pas de m'objecter que je fais de la sudation et des applications de la vapeur une sorte de panacée universelle, un remède à tous nos maux. A cela je me contenterai de répondre que je ne suis pas systématique quand même, je ne vois dans les applications de la vapeur qu'un moyen de remplir *physiologiquement et à coup sûr* un grand nombre d'indications que me promettent vaine- ment la plupart des moyens pharmaceutiques.

J'ai la conviction, de par l'expérimentation, que le bain de vapeur est la meilleure médication anti- spasmodique, je l'emploie donc de préférence au curare, à la fève de calabar, à la belladone, à l'o- pium, etc., quand il s'agit de combattre des convulsions toniques et cloniques. Je sais, toujours de par l'ex- périmentation, que le bain de vapeur est le seul su- dorifique sur lequel on puisse compter ; je l'emploie de préférence à l'acétate d'ammoniaque et aux nom- breuses tisanes qui n'ont, en définitive, que des pro- priétés sudorifiques dérisoires.

L'expérience m'a appris que la sudation produit

des effets plus rapides, plus certains, moins compromettants pour l'organisme, que la longue liste des agents dits dépuratifs, altérants, etc., etc.; je préfère dès lors le bain de vapeur au mercure, à l'iode, aux sels de potasse, etc.

J'ai remarqué que dans un grand nombre de maladies aiguës, à forme grave, une vive stimulation de toute la surface cutanée provoque de suite une réaction générale de l'économie, et qu'une *crise* favorable se produit, en quelque sorte, instantanément; voilà pourquoi j'emploie de préférence le bain de vapeur à ces prescriptions banales, qui ont la réputation séculaire d'agir sur la peau ou sur les reins, quand une expérimentation attentive et scientifique ne nous permet pas la moindre illusion à l'égard de leur passivité.

Je préconise la vapeur quand je veux obtenir certains effets, et je la proscris quand je veux m'opposer à la manifestation d'autres phénomènes.

La sudation sera toujours proscrite, par exemple, dans les maladies organiques, avec cachexie bien confirmée, surtout lorsque la lésion a son siége dans les organes qui servent à la nutrition. Favoriser la dénutrition chez un malade qui ne peut pas aisément réparer ses pertes serait un contre-sens thérapeutique qu'il suffit de signaler. Personne n'oserait exposer à l'action de la vapeur un malade atteint d'anévrisme ou de toute autre altération grave du système circulatoire, car l'accélération de la circula-

tion, que ne manque jamais de produire la stimulation de la peau, pourrait avoir des dangers faciles à
comprendre.

REMARQUES IMPORTANTES.

Lorsqu'il s'agit de traiter par la sudation les maladies chroniques et constitutionnelles (goutte, rhumatisme, syphilis), les maladies qui exigent pour
guérir une longue série de bains de vapeur, il est
indispensable que les malades boivent, pendant et
après le bain, plusieurs verres d'eau froide, pour
restituer à la masse sanguine l'eau perdue par les
sueurs.

Je ferai remarquer que beaucoup de personnes
affectées de maladies chroniques et constitutionnelles
ont l'habitude de prendre de temps en temps quelques bains de vapeur, et elles espèrent ainsi se
guérir.

C'est là une grande erreur que je crois devoir signaler. Ces bains isolés peuvent, en effet, soulager
temporairement, mais ils n'agissent pas assez sur
l'économie pour produire une guérison durable.
Pour obtenir ce résultat, il faut une grande série
non interrompue de bains ou de douches. Cette médication si rationnelle, si efficace même de l'aveu
des médecins, est cependant très-négligée. Serait-ce
la crainte d'affaiblir les malades qui engagerait les
médecins à user discrètement des bains de vapeur?

Cette crainte est tout à fait chimérique ; j'ai donné jusqu'à cent vingt bains consécutifs à des individus atteints de rhumatisme chronique, et, loin de se sentir affaiblis, les malades accusaient une augmentation progressive des forces, ce qui s'explique par l'amélioration concomitante des fonctions digestives et de l'état morbide.

Le traitement par la sudation est quelquefois suivi d'une constipation opiniâtre qu'il faut attaquer par des lavements simples.

Si cette constipation se complique d'embarras gastrique, on donnera de temps en temps un léger purgatif.

Dans tous ces cas, je veille à ce que les malades usent d'une alimentation substantielle, mais de facile digestion ; je conseille un exercice modéré et je défends sévèrement l'abus du café et des boissons alcooliques.

Le *bain de vapeur simple* est employé comme bain hygiénique lorsqu'il s'agit de rétablir ou d'entretenir la transpiration. Ce genre de bain rend d'importants services à un âge un peu avancé, lorsque les fonctions de la peau s'amoindrissent au détriment des émonctoires internes.

Toutes les fois qu'il existe une plaie vive, j'ai soin de la couvrir avec une compresse imbibée d'une solution laudanisée, afin de prévenir l'impression douloureuse que pourrait occasionner le contact direct de la vapeur.

Le bain de vapeur parfumé sera toujours pris à une basse température ; on aura soin, pour cela, de modérer la combustion du brûleur en ajoutant de l'eau ; on préférera les teintures aromatiques aux essences.

Je donnerai la composition de quelques *bains de vapeur composés* que j'ai eu l'occasion d'employer avec succès.

J'ai déjà dit que les *bains de vapeur à l'hydrogène sulfuré* étaient rarement indiqués, que le bain de Baréges avait ses indications spéciales. Cependant, si l'on tenait à donner des douches et des bains de vapeur à l'hydrogène sulfuré, il suffirait d'introduire dans la bouilloire la préparation suivante :

> Eau distillée. . . . . . . 60 grammes
> Sulfure de potasse. . . . . 20 grammes

et d'ajouter ensuite une cuillerée de vinaigre.

Ces bains ont rendu des services dans le traitement de quelques affections rebelles de la peau.

Le *bain de vapeur rubéfiant* s'obtient en introduisant dans la bouilloire 15 gouttes d'essence de moutarde ou une cuillerée à café soit d'essence de térébentine, soit d'essence de citron.

Ce bain, destiné à produire une forte dérivation à la surface de la peau, est surtout indiqué à la période algide des maladies graves, telles que la fièvre pernicieuse, le choléra, etc., et à la période initiale de la fièvre jaune.

Dans le rhumatisme et la goutte j'ajoute souvent à la vapeur une cuillerée d'alcool camphré, pour obtenir une stimulation un peu plus rapide. On peut remplacer l'alcool camphré par d'autres teintures aromatiques.

Nous avons déjà vu que le bain de vapeur était parfois utilisé pour favoriser l'absorption des médicaments par la peau. C'est surtout dans le cas de fièvre intermittente pernicieuse qu'il est urgent de recourir à cette voie d'introduction. Pendant que le bain de vapeur produit une abondante transpiration, si utile dans la fièvre pernicieuse, on frictionne légèrement la région épigastrique, à plusieurs reprises, avec trois ou quatre grammes de sulfate de quinine.

CHAPITRE V

Des crises au point de vue de l'humorisme moderne.

Le titre seul de ce chapitre semblerait indiquer la doctrine médicale qui nous a servi de guide dans le cours de nos expériences thérapeutiques. Il n'en est rien cependant; l'idée d'une doctrine n'a pas été préconçue, elle ne nous est venue qu'à la dernière heure, quand nous avons cherché à nous rendre compte des résultats fournis par l'expérimentation.

La doctrine que nous cherchons à formuler ici n'est pas aussi explicite qu'on pourrait le croire tout d'abord, en raison du moyen thérapeutique qui en est le motif.

Le temps n'est plus où tout médecin qui voulait affirmer une tendance médicale pouvait se contenter d'un mot, et écrire sur son drapeau : organicisme, vitalisme, humorisme, solidisme, etc., suivant l'école dont il adoptait les principes.

Ce laconisme dans la formule des doctrines a longtemps exposé les doctrinaires à mal connaître les principes de leur foi scientifique. De là ces discussions mal définies quant au fond, et stériles quant aux résultats, qui ont souvent empêché les écoles de compter leurs partisans, tant la confusion était grande dans les définitions.

Sans donner à l'humorisme une importance exclusive, comme nous le disons à la fin de ce chapitre, nous croyons devoir résumer, avant tout, les principales phases de son histoire, ne fût-ce que pour préciser le sens des termes dont nous aurons à nous servir, tout en modifiant leur signification traditionnelle.

L'humorisme paraît avoir été la théorie dominante dans la médecine des peuples les plus anciens, tels que les Égyptiens, les Hébreux et les Indiens.

Hippocrate trouva l'humorisme tout constitué à l'école de Cos, et il ne crut pas devoir changer cette théorie adoptée par ses devanciers. Il accepta les quatre humeurs et les quatre éléments qu'Empédocle d'Agrigente avait importés d'Égypte.

Les quatre humeurs cardinales étaient le sang, la pituite, la bile et l'atrabile ; les quatre éléments comprenaient l'air, le feu, la terre et l'eau, auxquels Hippocrate ajouta la chaleur innée, déjà admise par Héraclite, son père.

Pour Hippocrate, la santé « était le résultat de l'état naturel des humeurs et de leur juste proportion au point de vue de leur quantité, de leur qualité et de leur mélange. »

« La maladie était le fait de l'absence de l'une ou de l'autre de ces conditions. Sous l'influence d'un dérangement des humeurs survenaient des phénomènes anormaux, dus aux opérations actives de *la force vitale,* qui s'efforçait de rétablir l'équilibre au moyen de la *coction* et de *l'évacuation* des humeurs altérées. »

La coction préparait l'évacuation, dont l'acte même constituait la *crise* (jugement). Lorsque la crise se faisait d'une manière insensible, sans secousse, elle était désignée par le nom de lysis (solution).

Il est à remarquer, toujours d'après Hippocrate, que la coction pouvait bien n'être pas suivie de l'évacuation critique, les humeurs altérées, au lieu de sortir de l'organisme, changeaient seulement de place; de là les *métastases.*

Les crises et les métastases se trouvent définies dans le sens hippocratique par cette simple exposition de la doctrine humorale ancienne. Cependant les crises n'ont pas toujours été considérées comme le résultat de l'évacuation d'humeurs altérées ayant subi la coction. On donnait aussi le nom de crise « à un changement qui survenait dans le cours d'une maladie et qui s'annonçait par l'apparition d'un nouveau symptôme ou l'exagération d'un symptôme déjà existant. » Ce changement était favorable ou défavorable, ce qui constituait des crises parfaites ou des crises imparfaites.

Cependant le mot crise désignait, en général, un changement favorable. La plupart des crises défavorables n'étaient pas autre chose que l'expression symptomatique de complications.

La crise ou *jugement* favorable d'une maladie se faisait à des jours fixes, qu'on appelait jours critiques. Les jours critiques, tirés du système médical de Pythagore, n'ont pas résisté à l'observation, tandis que les crises ont toujours suivi les fluctuations de l'humorisme, qui a bien souvent changé de formule.

L'humorisme de Galien diffère déjà sensiblement de l'humorisme hippocratique. La maladie, suivant Galien, consistait soit dans un excès de l'une de ces humeurs, soit dans la dépravation des humeurs en général. L'excès du sang, par exemple, constituait la *pléthore*, et l'altération d'une humeur quelconque la *cacochymie*.

Comme Hippocrate, Galien admettait les crises; mais, pas plus que lui, il n'en tenait compte dans sa thérapeutique. En pratique, Hippocrate faisait de l'observation empirique, et Galien de la théorie pure, mais ils ne cherchèrent ni l'un ni l'autre à provoquer méthodiquement des crises dans le but d'obtenir artificiellement le *jugement* des maladies.

Après Galien, un empirisme grossier, la magie, l'alchimie, la superstition, remplacèrent l'humorisme. Les moines médicastres de l'Occident y ajoutèrent le théosophisme et les influences occultes.

Cependant, les Bénédictins de l'école de Salerne et du Mont-Cassin ressuscitèrent l'humorisme ancien par les traductions des auteurs grecs et arabes. Cet humorisme conserva une certaine prépondérance jusqu'au seizième siècle. A cette époque, Fernel attaqua ouvertement l'humorisme galénique et exprima l'idée d'une altération des solides dans la maladie; il vit, dans les modifications des humeurs, l'effet et non la cause de la maladie. Il basait sa doctrine sur l'anatomie et l'observation.

L'évolution de ces idées si saines fut un instant retardée par la chimiâtrie absurde de Paracelse, auquel on fait remonter l'immixtion de la chimie à la médecine. La chimie médicale de Paracelse n'est qu'un assemblage de suppositions aussi hypothétiques que les bases de l'humorisme d'Empédocle. Que signifie, en effet, une théorie qui rapporte toutes les causes des maladies aux trois éléments suivants : le soufre, le sel et le mercure?

Baillou récusa les idées de Fernel, son maître, et fit dépendre toutes les maladies de la dépravation des humeurs. Il conforma sa pratique à la théorie en préconisant les saignées et les évacuants, comme méthodes générales de thérapeutique.

Sanctorius poussa les conceptions humorales aussi loin que possible : à côté des quatre humeurs cardinales d'Hippocrate, il plaçait plus de quatre-vingt mille humeurs mixtes !

Van Helmont donna une autre forme à l'humo-

risme ancien, ce n'était plus le mélange ou la corrup-
tion des humeurs qui constituait les maladies, mais
bien des ferments ou des humeurs coagulées. Il dé-
montra que l'atrabile de Galien était imaginaire et
que la bile et la pituite dérivaient du sang. Il entre-
vit le premier la véritable composition des humeurs,
et c'est à lui qu'il convient d'attribuer la constatation
des premiers faits positifs de l'humorisme chi-
mique.

Sylvius de le Boë continua l'humorisme physiologique de Van Helmont, mais pour constituer son
humorisme pathologique, il imagina des acides, des
alcalis et des principes *âcres*, altérant les humeurs.
Sa thérapeutique, basée sur sa théorie, avait pour but
de naturaliser les acides et les alcalis, d'absorber les
acretés.

Le grand Sydenham fut franchement humoriste,
et comme Baillou, il employait les évacuants et les
saignées, non pas, comme ce dernier, pour débarrasser l'organisme d'humeurs *dépravées*, mais pour
expulser le principe morbifique contenu dans les
humeurs naturelles.

Glisson, Hoffmann et Stahl reprirent les idées de
Fernel, ils se déclarèrent partisans des altérations
primitives des solides; le solidisme, cette fois, fut
posé sur des bases durables.

Boerhaave chercha à rajeunir l'humorisme en l'as-
sociant au mécanicisme; il expliquait les maladies
par les erreurs de lieu des liquides. Les progrès de

l'anatomie et de la physiologie ruinèrent, à leur naissance, ces spéculations mécaniques.

Par la découverte des phénomènes intimes de la respiration et des sources de la chaleur animale, Lavoisier posa le premier jalon de l'étude des combustions organiques, qui devaient plus tard expliquer les métamorphoses qui ont lieu dans les tissus de l'organisme. Les travaux des continuateurs des recherches de Lavoisier créèrent définitivement la zoochimie (Berthollet, Fourcroy, Vauquelin). On décrivit alors les véritables humeurs constituantes, récrémentitielles et excrémentitielles de l'organisme, il ne fut plus question des humeurs hypothétiques de l'humorisme ancien. On étudia surtout le sang et les urines.

C'est par l'étude pathologique de la première de ces humeurs, véritablement *cardinale*, que l'humorisme moderne a été constitué.

On a étudié successivement les altérations de quantité des éléments constituants du sang, puis les altérations de qualité de ces mêmes éléments, et enfin, les altérations par l'addition fortuite de substances étrangères. (Jaccoud.)

Les altérations de quantité ont joué le principal rôle dans ces recherches humorales; mais on peut dire que ces altérations ont mieux servi la nosologie que la thérapeutique. En effet les analyses hématologiques, commencées avec tant de succès par MM. Andral et Gavarret, continuées avec non moins de bon-

heur par l'école allemande, ont permis de caracté-
riser anatomiquement la pléthore, l'anémie, l'aglo-
bulie, la leucocythémie, l'hydrohémie par la constatation de l'augmentation ou de la diminution des glo-
bules rouges et blancs et de l'eau du sang, mais elles
ont fourni peu d'indications curatives.

La découverte de *l'hypérinose* ou augmentation de
la fibrine a longtemps accrédité une erreur grave,
celle de l'indication de la saignée, pour combattre
l'inflammation dont cette augmentation de la fibrine
était l'altération caractéristique. On n'a pas tardé à
s'apercevoir que la répétition de la saignée, au lieu
d'enlever au sang son excès de fibrine, contribuait
à l'augmenter. Ce seul fait a été d'un grand poids
dans la prohibition de la saignée prescrite dans le
but de diminuer la plasticité du sang et la *couenne*
dite inflammatoire.

La découverte de la plasmine (Denis) et les études
sur sa transformation (Wirchow) ont beaucoup modifié les espérances qu'on avait d'abord conçues dès
la découverte de MM. Andral et Gavarret. Encore une
fois, jusqu'ici les découvertes humorales ont peu
servi la thérapeutique. Cependant on peut dire que
si l'hypérinose n'est pas une indication rationnelle et
scientifique de la saignée, *l'hypinose* ou diminution
de la fibrine est bien une indication des toniques.
L'espace nous manque pour développer complétement notre opinion à ce sujet; qu'il nous suffise
de dire que la diminution de la fibrine, ou mieux de

la plasmine concressible, indique un trouble profond dans les phénomènes nutritifs de tout l'organisme, et qu'il faut, dans ce cas, ne rien négliger pour compenser les pertes.

On a beaucoup insisté sur l'augmentation de quantité d'autres substances normalement contenues dans le sang, telles que les matières grasses, les matières colorantes, le caséum, la glycose, les sels, l'acide urique, etc.

Un certain nombre de ces produits proviennent de l'alimentation. Ainsi, pendant la digestion le *serum* peut devenir lactescent par une émulsion de graisse ou de *peptone*, constituant la *piarrhémie* physiologique. On a observé une piarrhémie pathologique dans certaines maladies chroniques, principalement dans les affections du foie. (C. Bernard.)

D'autres produits, et ce sont les plus importants pour nous, sont le résultat des combustions organiques; tels sont l'urée, l'acide urique, la cholestérine, la cratinine, etc. L'humorisme moderne à surtout tenu compte de l'urée dans l'urémie et de l'acide urique dans la goutte. (Garrod.)

L'urémie a été vivement combattue dans ces derniers temps ; l'augmentation de l'urée dans le sang serait d'une parfaite innocuité à l'égard de l'organisme, tandis que l'augmentation de l'acide urique bien constatée pendant l'accès de goutte jouerait un rôle très-actif dans la pathogénie de cet accès.

Les altérations de qualité des éléments constituants

du sang ont été tour à tour admises et rejetées par les micrographes et les chimistes. Ainsi, on a cru remarquer une déformation des hématies dans les fièvres graves, une *fluidification* de la fibrine dans ces mêmes fièvres et une diminution d'affinité de l'albumine pour l'eau dans le choléra. Toutes ces altérations de qualité sont encore mal définies, et les analystes les plus compétents ont des doutes sur cette question qui doit rester à l'étude.

Quant aux altérations du sang par des substances étrangères à l'organisme, elles ont paru hypothétiques aux meilleurs observateurs, qui ne veulent pas admettre des altérations imaginaires. Une seule de ces altérations est aujourd'hui admise par quelques micrographes; elle est constituée par les bactéridies du sang de rate. (Davaine.) Quand il s'est agi des altérations humorales, que l'on peut supposer exister dans les maladies virulentes, contagieuses, épidémiques, endémiques, dans toutes maladies générales, en un mot, qui paraissent reconnaître pour cause la pénétration dans l'organisme d'une *infectieux* quelconque, on s'est contenté de dire que ces altérations ont échappé jusqu'ici à toutes les recherches positives et qu'il vaut mieux ne pas en parler que de faire des hypothèses.

Nous ne partageons pas tout à fait cette opinion; car c'est précisément de ce point obscur de la question que nous allons partir dans un instant pour résumer notre doctrine dogmatique.

Si nous revenons encore sur cet exposé succinct de l'humorisme moderne, nous arrivons à cette conclusion, que les altérations des humeurs sont consécutives. Toutes les humeurs, dit M. le docteur Jaccoud, dans sa thèse *De l'Humorisme ancien comparé à l'Humorisme moderne* (1863), sont sous la dépendance de l'universalité des organes de l'économie. Le sang même n'a pas une existence propre, comme le croyaient les anciens, il n'est rien par lui-même : « il est le réceptacle commun des produits sans nombre que le métamorphisme ascendant ou rétrograde de la nutrition jette incessamment dans son sein. »

M. le docteur Jaccoud, d'accord en cela avec les principaux représentants de l'école de Paris, croit que « la lésion du sang est consécutive à la maladie d'un organe, » que l'humorisme, en un mot, doit son existence au solidisme.

Nous acceptons volontiers cette dernière affirmation, mais nous cessons d'être de l'avis du savant agrégé lorsqu'il déclare que dans l'état actuel de la science une doctrine médicale est impossible, qu'il n'y a ni solidisme ni humorisme.

Il nous semble qu'il serait plus exact de dire que le solidisme et l'humorisme sont concomitants dans les actes morbides, et que les faits acquis par la zoochimie, par l'histologie pathologique, par l'observation clinique, peuvent servir de base, non pas à une classification nosologique complète, mais à une ébauche de doctrine médicale qui peut avoir de sérieux avantages pratiques. Bien plus, à notre avis, tout médecin doit avoir une doctrine médicale nettement formulée. Un médecin sans doctrine n'est qu'un empirique déguisé. Nous ne contestons pas qu'un médecin n'ait le droit d'être empirique, il peut être même systématique en vertu des droits de la libre pensée, mais il faut au moins qu'il le dise, car il est important que l'on sache quelles sont les idées qui guident le médecin et le physiologiste dans le traitement des maladies et dans les recherches de la physiologie expérimentale.

La médecine scientifique n'est pas un mystère, elle repose sur des faits positifs ; il n'y a plus d'initiés, il n'y a que des savants qui ne relèvent que de la science exacte. Il faut de plus en plus séparer la médecine moderne de la médecine traditionnelle, et, pour atteindre ce but, il importe que chaque expérimentateur indique ses procédés, afin que ceux qui se proposent de concourir aux progrès de la science soient guidés par des chemins battus et n'aient pas toujours devant eux des voies nouvelles à parcourir.

Cette médecine moderne, qui cherche ses éléments de progrès dans les sciences biologiques, est un véritable dogmatisme, c'est-à-dire une doctrine s'appuyant sur le dogme scientifique, qui est l'expression la plus élevée des connaissances acquises sur toutes les parties des sciences en général.

Le dogmatisme médical, tel que l'état actuel de la science permet de le concevoir, est basé *pratique-*

ment sur la physiologie et sur la thérapeutique expérimentales. Lorsque le médecin dogmatique a recours à un nouveau médicament, ce n'est plus un essai qu'il tente comme l'empirique, c'est une expérience qu'il exécute dans un cas donné, avec la connaissance précise des conditions de l'expérimentation.

Cette nuance n'échappera à personne ; c'est elle qui élèvera la médecine à la hauteur d'une grande science, tandis que le *théorisme*, l'*empirisme* et le *systématisme* n'ont jamais pu en faire qu'un art plus ou moins brillant, exposé à toutes les fluctuations de la fantaisie.

Si l'on résume par une synthèse en quelque sorte encyclopédique les faits révélés par l'observation appliquée à toutes les branches de la biologie, on arrive par le dogmatisme à formuler une doctrine médicale qui donne à la thérapeutique une précision qu'on demanderait vainement aux vieilles traditions.

Nous savons par les découvertes des sciences physico-chimiques, que l'organisme, pour vivre et se développer, « a besoin d'opérer des échanges avec le monde extérieur ; » que le sang est l'intermédiaire de ces échanges, qu'il porte aux tissus les matériaux nécessaires à leur nutrition, et qu'il reçoit des tissus les produits de la dénutrition pour les rendre au monde extérieur.

Le rejet au dehors des substances qui ne servent plus aux fonctions de l'organisme, qui troublent même ces fonctions quand elles s'accumulent dans le sang, s'effectue par les émonctoires, « ou appareils destinés à conserver au sang toujours sa même composition. » Les trois principaux émonctoires qui opèrent cette *dépuration incessante* à l'état physiologique sont le rein, le tégument interne et le tégument externe.

Cette *dépuration* est une véritable *crise physiologique*. Si ces émonctoires cessaient de fonctionner seulement pendant quelques heures, le liquide sanguin cesserait d'avoir sa composition normale, et comme il est à la fois le milieu qui porte les éléments d'entretien aux tissus et « le principal agent excitateur qui met en activité régulière les éléments histologiques, » toutes les fonctions seraient troublées du moment que sa *crase* serait modifiée.

Or la crase du sang est aussi bien modifiée par l'insuffisance des émonctoires que par la suppression de leur fonctionnement. Les émonctoires deviennent insuffisants lorsque les produits de la dénutrition augmentent au delà de certaines proportions. C'est ce qui arrive dans les maladies générales d'emblée et dans les maladies locales qui se généralisent. Il est bien démontré que si dans la période prodromique les humeurs ne subissent pas la *coction,* les tissus *brûlent* avec plus d'intensité qu'à l'état normal, et que les résidus de cette combustion s'accumulent d'abord dans le sang et ensuite dans toutes les humeurs excrémentitielles. Les liquides, en un mot, sont altérés par les déchets des solides en voie de dénutrition plus rapide. Des analyses précises ont démontré que cette première modification de la composition du sang devient une cause directe de nouveaux troubles fonctionnels qui augmentent encore les combustions organiques, mais que quelques-uns de ces troubles sont caractérisés par une élimination plus active des produits excrémentitiels : ce sont là les véritables *crises pathologiques.* .

Lorsque ces crises ou ces éliminations des résidus organiques compensent leur production, l'organisme est *dépuré* et l'ordre se rétablit. Dans le cas contraire, les désordres vont croissant, et si l'on ne parvient pas, par des *crises artificielles*, à rétablir l'équilibre, le sang se vicie de plus en plus, les échanges endosmotiques et exosmotiques entre le sang et les tissus, après s'être exagérés, s'amoindrissent et cessent : dès lors la vie a cessé aussi.

Pour nous résumer sur ce point, nous dirons que l'humorisme moderne a changé la *coction* des humeurs en une sorte d'*incendie* des tissus; que dans notre humorisme la crise, au lieu d'être une évacuation d'humeurs ou de matières morbides *cuites*, est l'élimination active, par les émonctoires naturels, *des cendres* de l'organisme *à divers degrés de combustion*. Lorsque, dans leur marche naturelle, les maladies ne se *jugent* pas par des *crises spontanées* ou que ces crises sont *insuffisantes*, le rôle du médecin consiste à provoquer des *crises artificielles* par les diurétiques, les purgatifs et les sudorifiques, ou bien à ralentir les combustions par des agents médicamenteux, qui ont la propriété de modifier directement ou indirectement la nutrition des tissus. Il est incontestable que l'action de ces derniers moyens thérapeutiques est souvent problématique; cependant la matière médicale fournit quelques principes, tels que le sulfate de quinine, les extraits de la digitale, etc., qui ont une action sûre et rapide sur la circulation et par cela même sur les *dénutritions*.

Nous possédons des purgatifs sur les effets positifs desquels il est permis de compter; mais les diurétiques et les diaphorétiques pharmaceutiques ont des propriétés plus douteuses : nous ne connaissons pas de meilleurs moyens que notre appareil pour provoquer des sueurs utiles.

Il convient de conserver la subdivision ancienne des crises en parfaites et imparfaites.

Un accès de fièvre intermittente simple fournit un exemple naturel de crise parfaite : après l'accès, le sang est *parfaitement* débarrassé des résidus de la combustion organique; aussi l'ordre se rétablit dans les fonctions un instant troublées par cette altération humorale.

Le principe *morbigène* reste dans l'économie et prépare lentement un nouvel accès en continuant à exagérer la dénutrition.

La fièvre rémittente et la fièvre continue sont des exemples de *crises imparfaites* : dans le dernier cas, l'élimination des déchets est trop insuffisante pour que les troubles fonctionnels soient sensiblement amendés.

C'est ici le lieu de répondre à ceux qui demandent encore ironiquement aux physico-chimistes de leur montrer le virus syphilitique, l'effluve paludéenne, l'infectieux varioleux, scarlatineux, etc., que ces agents ne sont pas des principes morbides, comme on le dit, mais bien des agents *morbigènes*. (P. Chalvet.) Il serait aussi spirituel de demander à voir le courant électrique sur une lame de cuivre argentée par les procédés galvaniques. Le courant électrique fixe les molécules métalliques; il est apprécié par ses résultats, mais il reste invisible et insaisissable autrement que par ses effets. Il en est de même des *infectieux*, ils restent ignorés dans l'économie, jusqu'au moment où l'incendie qu'ils ont allumé trouble les fonctions plus encore par ses cendres que par sa chaleur, c'est-à-dire jusqu'au moment où les troubles nutritifs, que leur seule présence a provoqués dans l'intimité des éléments anatomiques, sont révélés par les symptômes des altérations secondaires du sang. (P. Chalvet.)

Le travail latent des infectieux constitue la période d'incubation des maladies infectieuses; avec les premiers troubles fonctionnels commence la période prodromique.

Lorsqu'on analyse les humeurs quelques heures avant le début des prodromes, comme cela est facile dans les fièvres palustres à type bien réglé, on trouve ces humeurs (sang et urine) altérées par des produits de dénutrition en excès. (P. Chalvet.) Ce n'est donc pas l'effluve qui détermine les accidents, car, après l'accès, tout rentre dans l'ordre, les humeurs reprennent leur composition physiologique, et cependant l'infectieux ne quitte pas l'organisme, puisque la même succession de phénomènes recommence si l'on ne parvient pas à mettre les éléments anatomiques à l'abri de l'influence miasmatique, ou à dépurer le sang par *une crise artificielle*, avant que l'accumulation des résidus ait atteint le chiffre incompatible avec l'exercice régulier des fonctions.

On obtient le premier effet en administrant des fébrifuges le plus loin possible des accès, et le second par une sudation *suffisante* provoquée un peu avant l'heure de l'accès, comme nous l'avons conseillé dans le quatrième chapitre. Ce que nous disons des effluves s'applique à tous les autres infectieux d'origine organique.

On a cherché à expliquer de bien des manières l'action de ces agents nuisibles sur l'économie. Deux opinions surtout m'ont paru mériter d'être prises en sérieuse considération.

L'une compare les infectieux à des ferments qui agiraient sur les principes coagulables du sang (Ch. Robin), et changeraient ainsi la crase de cette humeur; l'autre admet que ces agents n'altèrent pas *directement* et *primitivement* le sang, mais qu'ils modifient ses propriétés excitantes, et troublent ainsi d'abord les fonctions des éléments anatomiques ; on comprend dès lors comment ces fonctions troublées sont la source des altérations du sang et comment les altérations humorales exagèrent de plus en plus les désordres morbides : c'est encore l'incendie propageant l'incendie. (P. Chalvet.)

Cet incendie n'est pas toujours allumé par des infectieux spéciaux. D'autres *circumfusa* et même les *percepta* peuvent troubler les fonctions organiques, car les éléments anatomiques qui ont une existence propre (Cl. Bernard) ont aussi une activité propre, qui peut être le point de départ de troubles morbides, lesquels troubles sont toujours caractérisés par une perturbation des actes nutritifs.

Toutes les maladies ne sont pas générales d'abord. Dans certains cas, les troubles trophiques restent limités à un tissu placé à la périphérie de l'organisme.

Tant que les solides sont seuls modifiés dans leur activité, tant que les *résidus* du travail trophique de cette activité nutritive ou fonctionnelle n'ont pas altéré dans certaines proportions la crase du sang, la maladie reste localisée, c'est-à-dire qu'on n'observe pas de phénomènes généraux.

La thérapeutique est alors le plus souvent topique, elle s'adresse directement aux éléments malades, elle cherche à modifier leur nutrition ou leur activité par des émollients, des révulsifs, etc.

Or des expériences déjà anciennes, mais oubliées,

ont établi que le modificateur le plus sûr et le plus rapide de ces troubles nutritifs est incontestablement le *calorique*. (J. Guyot.) Nous nous rendons ainsi compte des résultats merveilleux que nous avons obtenus dans les arthrites chroniques avec les douches de vapeur. En répétant cette opération plusieurs fois par jour et en prolongeant chaque séance, nous faisions, sans le savoir, une sorte d'*incubation*. La lecture du livre de M. J. Guyot nous a permis de nous rendre physiologiquement compte des phénomènes que nous avions observés sans en comprendre d'abord le mécanisme.

Pendant le traitement de ces maladies localisées, on constate parfois une réaction générale plus ou moins vive après un certain nombre de douches.

On comprend, en effet, que la *caléfaction*, activant les dénutritions de certaines néoplasies, jette dans le torrent circulatoire un excès de résidus de cette dénutrition locale : il est donc rationnel, en pareils cas, d'associer les douches, les bains de sudation et même quelques légers purgatifs dans le traitement de ces maladies, d'après la doctrine des crises de l'humorisme moderne.

Nous avons atteint les limites que nous nous étions imposées en commençant ce travail. — Les interprétations qui le terminent n'ont rien d'imaginaire, elles sont scientifiquement déduites des faits les mieux acquis par la clinique d'une part, et la chimie animale d'autre part. — Nous avons expérimenté sans idées préconçues, partant sans doctrine. Celle que nous venons de formuler nous a été suggérée après coup, nous l'avons trouvée même toute faite dans les publications des physico-chimistes.

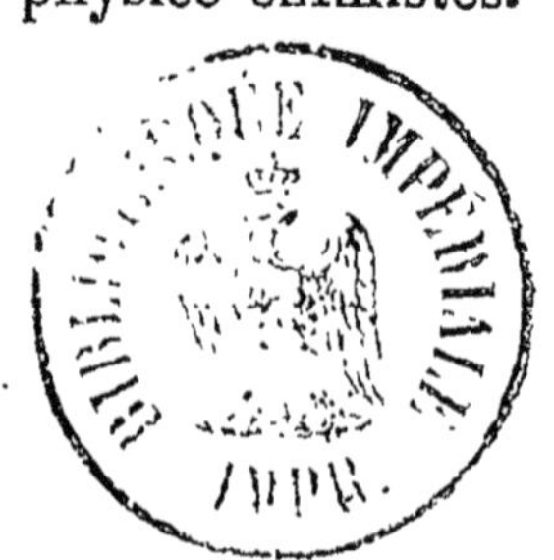

TABLE ANALYTIQUE

DES MATIÈRES

INTRODUCTION.   Pages 1

Exposition des idées qui ont présidé à la construction de l'appareil. — Rapport de l'Académie impériale de médecine. — Nomenclature de l'appareil articulé. — Manière de monter les deux sections de l'appareil et d'employer les différents accessoires qui en dépendent. — Appareil non articulé. — Figures représentant l'appareil complet. — Références et manière d'employer l'appareil. — Douches. — Dessin représentant une personne s'administrant une douche. — Précautions à prendre après le bain. — Démontage de l'appareil articulé. — Observations générales.

CHAPITRE PREMIER.

Considérations historiques sur l'art des bains.   42

Art des bains chez les anciens. — Art des bains chez les modernes. — Imperfection des moyens de balnéation.

CHAPITRE DEUXIÈME.

Des différentes propriétés de la vapeur d'eau selon son mode de génération et de distribution   59

Vapeur humide. — Vapeur sèche. — Vapeur surchauffée.

— Air chaud. — Distribution de la vapeur dans l'appareil. — Non-condensation de la vapeur.

Chapitre Troisième.

Effets physiologiques du bain de vapeur.   70

Absorption des médicaments par la peau. — Absorption et inoculation. — Effets de la sudation.

Chapitre Quatrième.

Applications du bain de vapeur au traitement des maladies.   96

Du rhumatisme en général. — Névralgie. — De la goutte. — De la syphilis. — Des fièvres intermittentes. — De la fièvre jaune et du choléra. — Du spasme, du tétanos, de l'hydrophobie. — De la suppression des règles. — Autres cas où la sudation est utile. — Contre-indications. — Remarques importantes.

Chapitre Cinquième.

Des crises au point de vue de l'humorisme moderne.   138

Humorisme ancien. — Humorisme moderne. — Formule de notre doctrine dogmatique.

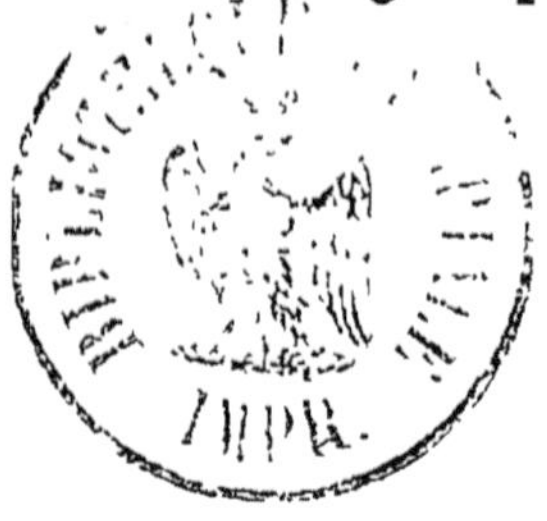

2510   Paris. — Typ. Morris et Comp., rue Amelot, 64.